AF467789

TRAITÉ D'ORTHOPHONIE

A LA MÊME LIBRAIRIE

Maladies du Larynx, du Nez et des Oreilles, par le Dr Castex, *3e édition*. 1907, 1 volume in-8 de 1191 pages avec 4 pl. color. et 351 figures, cart. .... 18 fr.

Consultations Oto-Rhino-Laryngologiques à l'usage des praticiens. 1912, 1 vol. in-8 de 268 pages avec 90 figures.. .... 7 fr.

Oto-Rhino-Laryngologie. En collaboration avec le Dr Lubet-Barbon. 1909, 1 vol. gr. in 8 de 600 pages, avec 215 figures (*Nouveau Traité de Chirurgie*). Broché, 14 fr., cart. .... 19 fr.

Atlas-manuel des Maladies du Larynx, du Professeur Grunwald. *2e édition française*, par le Dr Castex et le Dr Collinet. 1903, 1 vol. in-16 de 244 pages, avec 44 pl. col., et 53 figures................. 17 fr.

Maladies du Nez et du Larynx. En collaboration avec les Drs Cartaz et Barbier. 1908, 1 vol. grand in-8 de 277 pages, avec 65 figures (*Nouveau Traité de Médecine*). Broché 6 fr.; cartonné................ 11 fr.

Bulletin d'Oto-rhino-laryngologie et de Broncho-œsophagoscopie, fondé par le Dr André Castex, dirigé par le Dr Jean Guisez et le Dr Paul Laurens. Paraissant tous les deux mois. Collection des années 1898-1914. 134 fr.

Abonnement annuel : France, 18 fr. Etranger, 20 fr.

Maladies du Larynx et du Pharynx, par le Dr J. Guisez, chef des travaux d'oto-rhino-laryngologie à l'Hôtel-Dieu de Paris. *2e édition*, 1914, 1 vol. in-16 de 336 pages, avec 176 figures........................ 6 fr.

Trachéobronchoscopie et Œsophagoscopie, par le Dr J. Guisez. 1905. 1 vol. in-16 de 96 pages, avec 20 figures, cartonné......... 2 fr. 50

Traité des Maladies du Larynx, du Pharynx et des Fosses nasales, par Lennox Browne, traduit par le Dr Aigre. 1891, 1 vol. in-8 de 650 pages, avec 2,2 figures et planches coloriées......................... 14 fr.

La Pratique des Maladies du Larynx du Nez et des Oreilles dans les Hôpitaux de Paris, par P. Lefert. 1896, 1 vol. in-18 de 288 pages,. 4 fr. 50

Thérapeutique des Maladies de la Bouche, du Pharynx et du Larynx, par A. Heindl. 1907, 1 vol. in-8 de 252 pages............. 4 fr. 50

Hygiène du Nez, de la Gorge et du Larynx, par H. Neumayer. 1906, 1 vol. in-8 de 144 pages, avec 1 planche.................. 3 fr. 50

Education et rééducation vocale d'après la physiologie expérimentale, par R. Mygind. 1907, in-8, 117 pages...... .... 3 fr.

La phonétique expérimentale considérée au point de vue médical, par Zwaardemaker. 1909. in-8, 39 pages........................ 2 fr.

Hygiène des Orateurs, par A. Riant. 1888, 1 vol. in-16 de 276 p. 4 fr. 50

Phénomènes physiques de la Phonation, par Bergonié. 1883, in-8, 144 pages.. 3 fr. 50

Traité d'Orthophonie

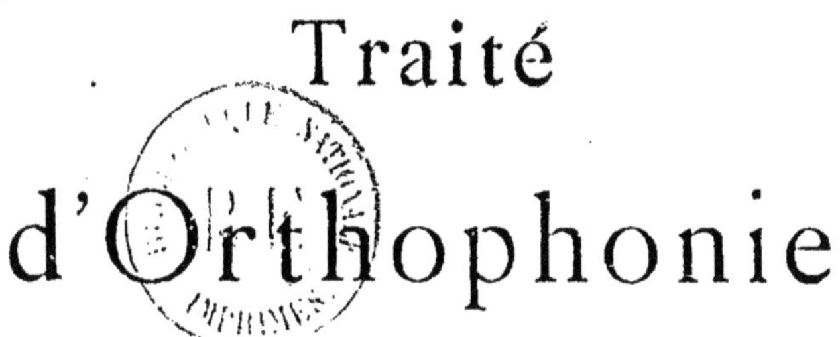

PUBLIÉ SOUS LA DIRECTION DU

Dr André CASTEX
Chargé du cours d'Oto-rhino-laryngologie
à la Faculté de médecine de Paris
Médecin à l'Institution nationale
des Sourds-Muets de Paris

ET DU

Dr Robert JOUET
Médecin adjoint à l'Institution
Nationale des Sourds-Muets
de Paris

PAR MM.

**BINON, CORNEVIN, DROUOT, DUFO DE GERMANE, DUPONT
DUPUIS, HERVAUX, LEGRAND, LESIEUX, MARICHELLE,
PAUTRÉ et POUILLOT**

Professeurs à l'Institution Nationale des Sourds-Muets
de Paris

Avec figures dans le texte

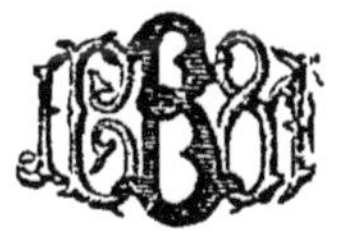

PARIS
J.-B. BAILLIÈRE ET FILS, ÉDITEURS
19, RUE HAUTEFEUILLE, 19

1920

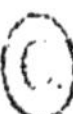

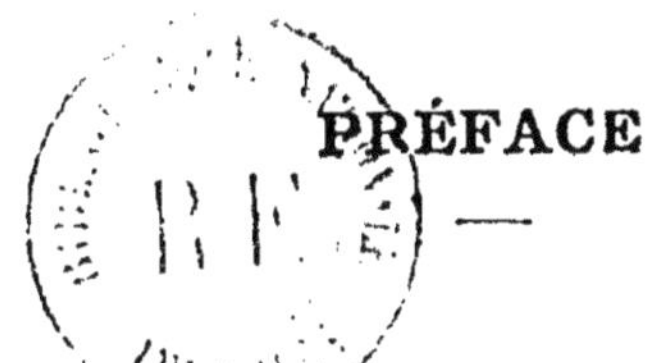

PRÉFACE

Tous les spécialistes qui, à des points de vue divers, se sont intéressés aux troubles de la voix humaine, n'ont pas été longtemps sans comprendre que les moyens médicaux n'y suffisaient pas. Ils ont cherché par ailleurs et ils ont trouvé des méthodes d'éducation spéciale qui arrivent à redresser les altérations fonctionnelles.

Ainsi naquit l'orthophonie. Son nom l'indique (ὀρθός droit, juste, et φωνή voix, parole), elle a pour but de corriger les troubles de la voix et de la parole.

En ce qui me concerne, la pratique des maladies du larynx et du nez m'obligea, dès le début, à réclamer l'aide d'éducateurs spéciaux. Le hasard a voulu que ce furent d'abord des professeurs de chant. J'eus beaucoup à me louer de leur technique, surtout pour des voix restées infantiles.

Nommé médecin à l'Institution nationale des Sourds-Muets de Paris, je fus frappé de l'ingéniosité que déployaient leurs professeurs pour modifier à leur gré ces voix, si rebelles pourtant, et je leur proposai d'ouvrir à la clinique de l'Institution un cours gratuit d'orthophonie où se présenteraient les divers troubles de la voix et de la parole. Leur savoir et leur expérience ne pouvaient que grandir par cette pratique continue.

Les résultats heureux n'ont pas été longtemps à se faire attendre. On le verra dans le compte rendu qui suit et qu'a bien voulu rédiger le dévoué secrétaire de notre cours, M. Robert Jouet.

Je suis personnellement flatté d'avoir pu, de la sorte, collaborer avec les maîtres qui ont écrit les chapitres de ce livre. On y verra que nos sourds-muets ne sont pas confiés à de simples instituteurs, mais à des hommes d'une grande culture intellectuelle qu'ils savent communiquer en partie à leurs élèves avec le don de la parole.

Aussi bien ne suis-je pas moi-même un orthophoniste. Mon rôle s'est borné à organiser le cours et à sélectionner les sujets nombreux qui venaient à la clinique réclamer cette éducation spéciale. Beaucoup nous étaient adressés par des directeurs ou directrices d'écoles.

C'est ainsi que nos professeurs ont pu, de jour en jour, enrichir leur expérience technique et, pendant la guerre, la mettre au service de nombreux soldats qui ont été mutilés dans les organes de la parole.

On trouvera dans ces divers chapitres des notions de physiologie mises en lumière par l'expérience journalière et par les difficultés à surmonter. Nos professeurs y ont exposé leur enseignement, dût-il parfois aller à l'encontre des idées reçues.

A côté des indications techniques pour les orthophonistes purs, ils n'ont pas oublié ces petits moyens qu'une mère peut employer pour son enfant.

On y trouvera encore bien des particularités intéressantes surtout par leur valeur historique.

Les observations y abondent. Ne le fallait-il pas pour donner à ces études leur fondement positif. Si chaque chapitre a son caractère personnel, l'ensemble se réclame des mêmes principes.

Nos remerciements doivent aller au distingué Directeur de l'Institution Nationale, M. Victor Collignon, qui non seulement a bien voulu autoriser l'ouverture du cours, mais qui par son zèle personnel a contribué largement au succès.

Puisse ce livre ainsi conçu parvenir au grand public médical, et que, grâce au savoir de nos dévoués professeurs, il instruise quiconque, soit par profession soit par devoir paternel, doit s'intéresser à l'orthophonie.

Dr André Castex

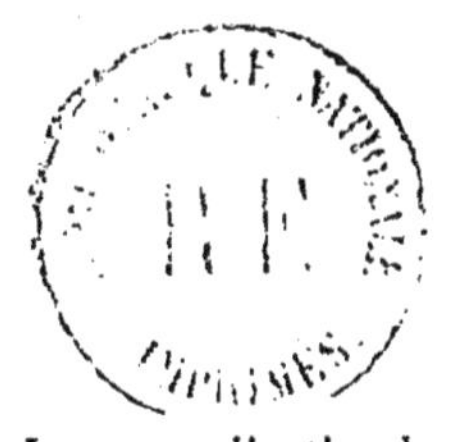

Historique.

Le cours d'orthophonie pour la correction des troubles de la parole et de la voix fut créé, il y a déja dix ans, grâce à l'initiative du Dr André Castex et au bienveillant appui de M. Victor Collignon, préfet honoraire, Directeur de l'Institution Nationale des Sourds-Muets de Paris : la durée de son existence est la preuve qu'il répondait à un besoin.

Une conférence du Dr Castex faite à la Sorbonne sous les auspices de M. le Recteur de l'Académie de Paris amena bientôt à ce cours une foule de déshérités de la parole. Ces disgraciés, objet de risée à l'école et au régiment de la part de leurs camarades, subissent plus tard, du fait de leur infirmité, un rude handicap dans la lutte pour la vie toujours de plus en plus âpre.

Les bègues sont les plus nombreux, mais beaucoup d'enfants présentent des troubles, qui, pour être moins graves et moins rebelles au traitement, n'en constituent pas moins des affections déplorables. C'est ainsi que les diverses blésités (zézaiement, clichement, déformation, élision, substitution, etc.), les retards de langage, le nasillement et la raucité vocale ne relevant pas de cause pathologique sont des troubles de la parole que l'orthophonie atténue et fait disparaître le plus souvent.

Pour mener à bien la tâche que s'étaient imposés les fondateurs du cours, il fallait avoir sous la main des professeurs d'élite, spécialisés dans les questions de voix. Ils ne furent pas difficiles à trouver, car ils sont nombreux à l'Institution Nationale des Sourds-Muets où fonctionne le cours.

En effet, depuis le mémorable Congrès de Milan (1880), la méthode orale est la base de l'éducation des Sourds-Muets :

Il faut que les professeurs apprennent à parler à des enfants qui n'ont jamais prononcé une parole parce qu'ils n'entendent pas. Grâce à leur science et à un dévouement qui mérite les plus grands éloges, ces professeurs arrivent à des résultats merveilleux et il suffit de passer une heure dans les classes de la vieille maison de l'abbé de l'Epée pour s'apercevoir que ce n'est plus la maison du Silence, et que si la surdité résiste, hélas, à tous les traitements, du moins la mutité n'existe plus.

Or, pour ces professeurs qui font parler les muets, apprendre à parler à des personnes parlant mal n'est qu'un jeu et c'est ce qui explique l'excellence des résultats obtenus.

Ce n'est pas tout. Non seulement les professeurs apprennent à parler aux muets, mais ils remédient à la surdité incurable des enfants qui leur sont confiés par une méthode ingénieuse entre toutes : *la lecture sur les lèvres.* L'enfant qui n'entend pas et qui sait maintenant parler lit sur les lèvres de son interlocuteur les mots que ses oreilles ne peuvent entendre.

C'était encore là une spécialisation que le Cours d'orthophonie devait mettre à profit, et nombreux sont les adultes qui, atteints de surdité ayant résisté à tous les traitements, ont trouvé dans la lecture sur les lèvres la planche de salut qui les relie à la société.

Comment fonctionne le Cours d'orthophonie ?

Il comprend deux parties : une partie médicale et une partie pédagogique, qui est sans conteste la plus importante.

Le cours gratuit est annexé à la clinique des maladies de la gorge, du nez et des oreilles de l'Institution des Sourds-Muets, c'est dire qu'avant toute incursion dans le domaine pédagogique les enfants qui présentent des troubles de la voix ou de la parole sont examinés par les médecins de la clinique.

L'affection tient-elle à une lésion pathologique des premières voies respiratoires? un traitement soit médical, soit chirurgical est aussitôt institué. Le médecin ne découvre-t-il aucune lésion? l'enfant est confié immédiatement au professeur d'orthophonie. Dans tous les cas une fiche est dressée qui accompagnera l'enfant durant toute la durée des leçons.

Les cours, qui fonctionnent du 15 octobre au 15 juillet, sont divisés en deux périodes allant, la première du 15 octobre au 1er mars, la seconde du 1er mars au 15 juillet.

Chaque professeur a généralement quatre élèves et sur chaque élève traité il rédige une note relatant les résultats obtenus, le temps consacré, les remarques auxquelles ont donné lieu le traitement, etc.

Les fiches sont remises au secrétaire et font l'objet d'un rapport d'ensemble qui est communiqué à la réunion générale de fin d'année.

A tour de rôle les professeurs donnent leur leçon le jeudi matin de 9 heures 1/2 à 11 heures. A cette leçon peuvent assister les personnes (médecins ou professeurs) qui se présentent à la clinique pour se rendre compte du fonctionnement du Cours d'orthophonie.

Les inscriptions des élèves ont lieu également tous les jeudis matins à dix heures.

Depuis sa fondation, le Cours d'orthophonie a reçu près de 500 élèves. A de rares exceptions près, tous les cas de blésités ont été corrigés et parmi les bégaiements beaucoup ont disparu et les autres ont été améliorés d'une façon notable. Globalement on peut estimer qu'il a été obtenu environ 70 pour 100 d'améliorations.

Est-ce à dire que les résultats ne pourraient être meilleurs? Non, certes, car il faut considérer que les professeurs ne voient leurs élèves qu'une heure ou deux par semaine. C'est évidemment peu. Notamment pour le bégaiement, il faudrait pendant au moins un mois une surveillance de tous les instants. Le professeur donne bien, il est vrai, à son élève des exercices que les parents doivent lui faire répéter à domicile, mais ces derniers s'acquittent-ils toujours consciencieusement de la mission qui leur est confiée? Il est permis d'en douter, car chaque fois qu'un professeur s'est trouvé en présence de parents intelligents qui étaient pour lui des auxiliaires précieux, ses efforts ont été couronnés de succès.

D'autres considérations d'ordre social entrent en jeu : Ou bien l'enfant va à l'école et n'est libre que le jeudi pour venir prendre sa leçon, ou bien l'employé obtient difficilement le congé nécessaire. Mais la raison la plus importante est l'absence de locaux pour loger les enfants. A différentes reprises nous avons reçu des lettres de parents habitant la province qui nous demandaient les conditions dans lesquelles on pourrait prendre leur enfant en pension pendant un mois ou deux. A notre grand regret nous ne pouvions leur répondre que par une fin de non recevoir, car c'est le point faible du Cours d'orthophonie de n'avoir pu, jusqu'à ce jour, recevoir d'élèves pensionnaires. Il est vrai que parfois un professeur peut prendre un élève dans sa famille et alors les résultats sont merveilleux et rapides, mais il est impossible de répondre à toutes les demandes.

Il faut espérer que bientôt, en raison de la vitalité que montre le Cours d'orthophonie et des services qu'il rend, les pouvoirs publics voudront bien s'intéresser à cette œuvre, de façon à lui permettre de donner son rendement maximum.

Robert Jouet

Chef de Clinique à l'Institution nationale des Sourds-Muets,
Secrétaire du Cours d'orthophonie.

TRAITÉ D'ORTHOPHONIE

Les mouvements et les sons de la parole.

PAR

M. MARICHELLE

Professeur du cours normal d'articulation à l'Institution Nationale des sourds-muets de Paris.
Directeur du laboratoire de la parole de l'École des Hautes Études.

Définition de la parole. — La parole est un système de *sons* et de bruits produits par des *mouvements* coordonnés de l'organe vocal et destinés à l'expression des idées. Dans cette brève étude, nous envisagerons les signes du langage sous leur aspect purement physique, sans nous préoccuper de leur rapport avec les idées qu'ils représentent lorsqu'ils sont groupés en mots et en phrases. D'après ce qui vient d'être dit, nous aurons à les considérer au double point de vue *physiologique* et *acoustique*.

Les différentes parties de l'organe vocal. Formation et renforcement de la voix. — L'organe vocal (fig. 1) se compose essentiellement d'une *soufflerie* (les poumons), — d'un *organe vibrant* (les cordes vocales) (fig. 2) et d'une série de cavités dans lesquelles le son laryngien *se renforce* et *se diversifie*.

Les poumons fournissent pendant l'expiration un courant d'air qui met en vibration les cordes vocales ; la voix ainsi formée (fig. 3, 4, 5) est *renforcée* dans toutes les cavités sus et sous-glottiques : poumons, bronches, trachée-artère, ventricules de Morgagni, pharynx, bouche et fosses nasales.

Différenciation du son vocal : syllabe, voyelle, consonne. — Le travail de *différenciation* du son laryngien d'où résulte la formation des signes acoustiques du langage s'effectue exclusivement dans les régions supérieures du tube vocal, à savoir le pharynx, la bouche et le nez.

Prononçons par exemple le mot « papa ». En observant extérieurement le jeu des organes, nous remarquerons aussitôt qu'il

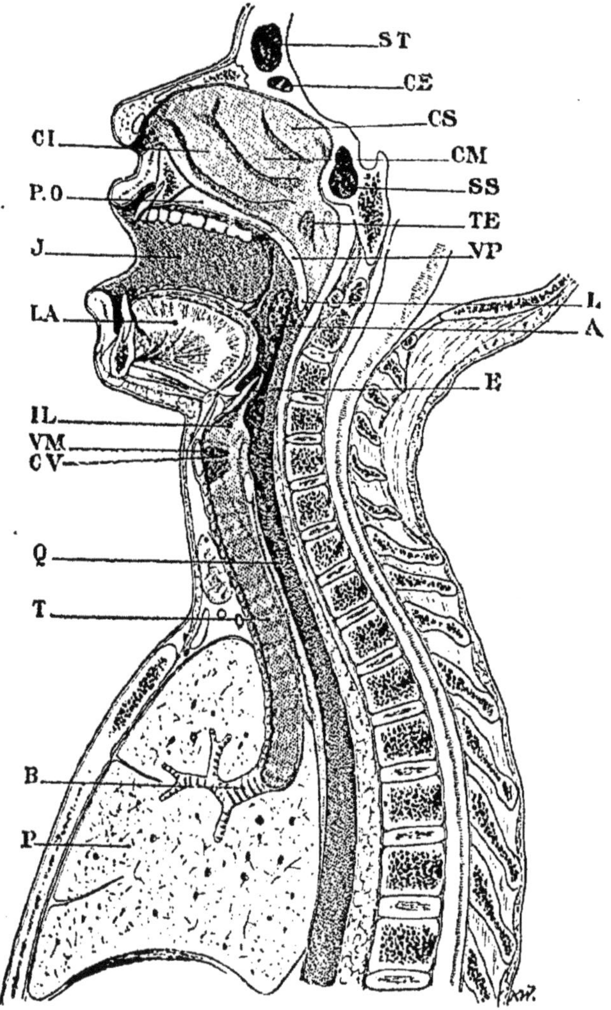

Fig. 1. — Coupe de l'appareil vocal.
P, poumon. — T, trachée. — CV, corde vocale. — VP, voile du palais.

se produit une alternance régulière de mouvements de fermeture et d'ouverture.

La fermeture, qui, suivant l'élément choisi, peut être complète ou partielle (*papa*, *lala*) a pour effets : 1° un *accroissement* de la

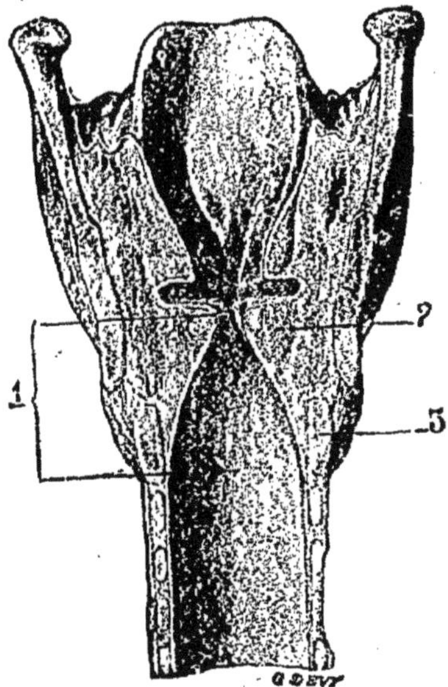

Fig. 2. — Coupe transversale du larynx.
1, région sous-glottique. — 2, coupe du muscle thyro-aryténoïdien (dans l'épaisseur de la corde vocale).

pression du *souffle* dans la bouche ; 2° une interruption ou un *affaiblissement* momentané du *son vocal* ; c'est LA CONSONNE.

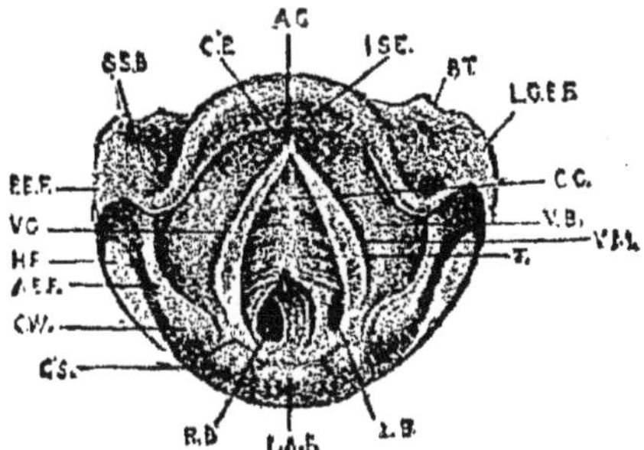

Fig. 3. — Aspect du larynx pendant une inspiration profonde.
AC, commissure antérieure de la glotte.—LGEF, repli glosso-épiglottique latéral. — PEF, repli pharyngo-épiglottique. — AEF, repli ary-épiglottique. — SSE, face antéro-postérieure de l'épiglotte. — ISE, face inférieure de l'épiglotte. — CE, bord libre de l'épiglotte. — VB, bandes ventriculaires ou fausses cordes vocales. — VM, ventricules de Morgagni — CW, cartilages de Wrisberg. — CS, corpuscules de Santorini. — IAF, repli interaryténoïdien. — VC, cordes vocales. — CC, cartilage cricoïde. — T, trachée. — HF, fossette hyoïdienne.

Au contraire, pendant l'ouverture, la *pression* du souffle *diminue* et la *voix* sort à peu près *librement*, c'est la VOYELLE.

Quelle que soit la phrase prononcée, la parole, dans la grande majorité des cas, est constituée par une semblable alternance de mouvements de *fermeture* et *d'ouverture*, avec leurs conséquences sur la *condensation* et la *dilatation* du souffle, sur l'*affaiblissement* et le *renforcement* de la *voix* ; chacune de ces *pulsations* buccales, chacun des *temps* de ce processus périodique est ce qu'on appelle une SYLLABE.

Formation des consonnes. — La langue française possède 18 consonnes qui se forment de la manière suivante :

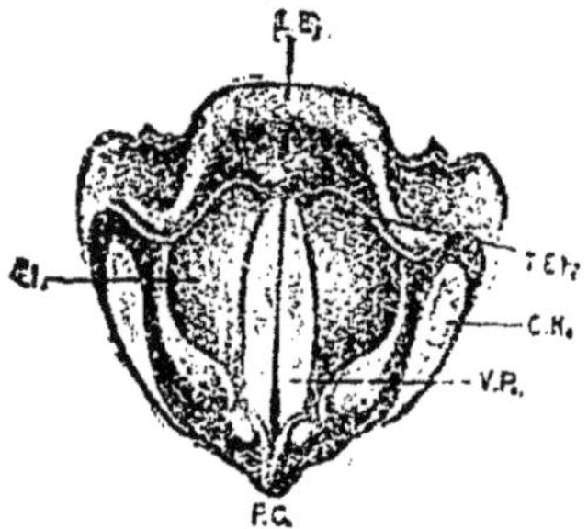

Fig 4. — Aspect du larynx pendant la phonation.
LE, épiglotte. — PC, commissure postérieure. — TEF, commissure antérieure. — EI, bande ventriculaire. — VP, apophyse vocale. — CH, sinus piriforme.

P,T,C. — Le mécanisme élémentaire de ces éléments consiste dans un acte très simple : le *soufflement explosif*. Pour *p* (1), le souffle, comprimé dans la bouche, par suite de l'occlusion labiale, s'échappe en produisant, lorsque *les lèvres* se séparent, le bruit caractéristique de la consonne. — Pour *t*, le contact s'établit entre *le bord antérieur de la langue* et les incisives supérieures, l'occlusion étant également assurée sur les côtés. — Pour *c*, c'est la *base de la langue* qui rejoint le palais.

F,S,CH, (ne*f*, ta*ss*e, po*ch*e). — L'acte fondamental est ici le *soufflement continu* ordinaire qui, sans modification aucune, fournit à certains idiomes, à la langue hollandaise, par exemple, une consonne, la sifflante bilabiale.

En français, l'orifice du *f* est formé par les incisives supérieures qui viennent se placer sur la lèvre inférieure. — Le *s* est obtenu avec un orifice analogue, compris entre la face antérieure de la langue (dont la pointe s'appuie contre les dents de la mâ-

(1) Ne pas confondre le nom de la lettre, pé ou pe, té ou te, etc., avec la valeur phonétique de la consonne dont il est uniquement question ici ; prendre cette dernière à la fin d'un mot : ca*p*, tê*t*e, se*c*.

choire inférieure) et la couronne alvéolaire des incisives supérieures. — Si le resserrement se produit plus en arrière entre la pointe ou le dos de la langue (la position varie suivant les personnes), et le palais, on entend le *ch*.

B,D,G,V,Z,J, (ro*be*, ra*de*, va*gu*e, ca*v*e, ca*s*e, ca*g*e). — Les sons *p,t,c,f,s,ch*, deviennent respectivement *b,d,g,v,z,j*, par l'adjonction d'un mouvement assez simple. Soit le *p* : que, pendant l'occlusion labiale, les *cordes vocales* se tendent pour *entrer en vibration*, et l'on obtiendra le *b*. On passe de la même manière du *t*

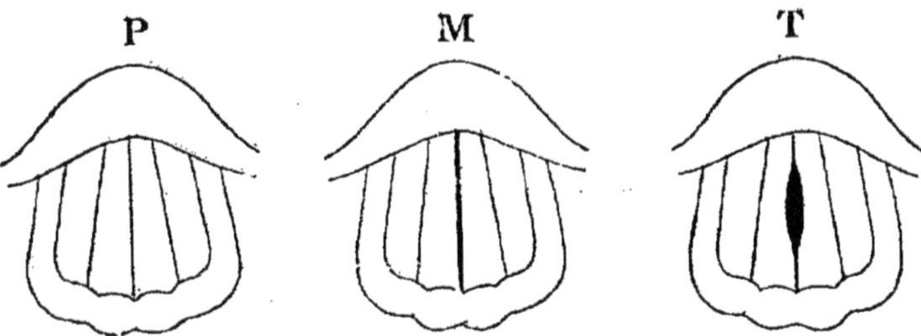

Fig. 3. — La glotte dans les voix de poitrine (P), mixte (M), et de tête (T) (A. Castex).

au *d*, du *f* au *v*, du *s* au *z*, du *ch* au *j* en conservant la position buccale qui correspond à la première consonne de chaque couple, et en faisant vibrer les rubans vocaux.

M,N,GN (da*m*e, u*n*e, vi*gn*e). — Si le voile du palais s'abaisse pendant que les lèvres sont jointes comme pour le *b*, le souffle s'échappe par le nez ; il se produit simultanément une double *résonance, buccale et nasale* : la consonne *m* se fait entendre pendant la phase d'occlusion et au moment où les lèvres se séparent. — Le *n* et le *gn* dérivent respectivement du *d* et du *g* par un semblable mouvement du voile du palais. Chez la plupart des parleurs, la langue touche la voûte palatine plus en avant pour le *gn* que pour le *g*.

En outre le *gn* est une *mouillée*. Le phénomène de la mouillure est dû principalement à ce fait que le contact de la langue avec le plafond buccal est plus étendu dans le sens antéro-postérieur pour les éléments qui en sont affectés que pour les autres éléments.

L,R,Y (ba*l*, pa*r*, pa*ill*e). — Les trois consonnes qui vont suivre ne se rattachent directement à aucune des précédentes. Pour le *l*, le bord antérieur de la langue, sur toute sa largeur, entre en contact avec la partie antérieure du palais ou avec les dents ; l'air s'écoule par deux étroits orifices situés de chaque côté de la bouche. — Le *r* est produit, suivant les individus, par une vibration de la pointe de la langue ou de la luette, ou encore par un simple resserrement de l'isthme du gosier. — Le *y* est une

Fig. 6. — Les consonnes J, R, Y.

Les figures 6, 7, 8, 11 et 12 représentent des graphiques obtenus en reportant sur papier par un procédé mécanique les tracés de la parole enregistrée sur un phonographe spécial et soumis à la vérification auditive.

Dans la tenue de la *bourdonnante J* on découvre la trace d'une légère vibration, alors que pendant la tenue d'une consonne *muette* (voir fig. 8, le C), le sillon du phonographe ne reçoit aucune empreinte. — Pour la *sonore R*, on constate que la langue a exécuté 3 battements en 1/10 de seconde. — Les phases d'implosion et d'explosion du Y montrent la ressemblance existant entre cette consonne et la voyelle *I* *.

mouillée due au rapprochement du dos de la langue et du palais dans la partie moyenne de la bouche ; l'occlusion n'est pas com-

* Les tracés et les images chronophotographiques joints à cet article ont été exécutés au Laboratoire de la parole fondé en 1912 à l'Institution Nationale des sourds-muets de Paris par M. Victor Collignon, directeur de cet Établissement, pour documenter les cours normaux, analyser, par les méthodes graphiques, les mouvements et les sons de la parole chez les élèves aux divers stades de leur éducation, approfondir enfin les différents problèmes relatifs à la phonétique expérimentale.

plète, comme dans le *gn* ci-dessus, mais le souffle s'échappe par un étroit *canal médian* semblable *à l'orifice labial dans le soufflement continu.*

Les consonnes étant constituées par une interruption complète ou partielle du courant d'air, il semble permis de ranger dans la même catégorie quelques éléments laryngiens qui s'obtiennent par un procédé identique. Au lieu de produire l'occlusion dans la bouche, comme on le fait lorsqu'on prononce *p*, *t*, *c*, on peut réaliser la fermeture à la glotte même en mettant en contact les cordes vocales ; si le mouvement d'ouverture est suivi immédiatement d'une vibration, on aura l'attaque en *coup de glotte*, qui est à proprement parler une *explosive laryngienne* suivie d'une émission vocalique.

En produisant entre les rubans vocaux un sifflement analogue à celui de *f*, *s*, *ch*, on obtient la *sifflante glottale*. C'est ainsi que l'h aspiré des mots *la haine* peut être prononcé de deux façons : avec une *explosive* ou une *sifflante* glottale; il perd toute valeur phonétique lorsqu'on se borne, comme on le fait souvent, à juxtaposer les deux voyelles entre lesquelles il est placé (*la è-n*), sans discontinuité dans la vibration laryngienne.

Les voyelles. Les fermées, *i*, *u*, *ou*. — Le caractère fondamental par lequel se distinguent les deux grandes catégories d'éléments phonétiques, consonnes et voyelles, consiste essentiellement dans le fait que, par suite d'une augmentation d'*ouverture* de la *glotte buccale* (orifice linguo-palatal ou labial), la *résistance* opposée, dans la bouche, à la sortie du souffle laryngien, *décroît* sensiblement de la consonne à la voyelle, ce qui a pour conséquence nécessaire une *augmentation d'intensité du son vocal.*

Pendant l'émission de la consonne *y*, abaissons un peu plus le dos de la langue (comme nous le faisons dans le mot *pays*, phonétiquement pè-*yi*) et nous obtiendrons la *voyelle i*. — L'*ou* est un *i* postérieur en ce sens que, pour cette voyelle, le resserrement linguo-palatal dont nous avons décrit la forme à propos du *y* (voir consonnes *l*, *r*, *y*) se produit au fond de la bouche; de plus, les coins des lèvres qui, pour l'i, avaient tendance à s'écarter, ainsi que dans le rire, se rapprochent pour l'*ou* de manière à former un orifice arrondi assez étroit. — L'*u* est une sorte de voyelle mixte qui s'obtient avec l'orifice linguo-palatal de l'*i* et l'orifice labial de l'*ou*.

Les demi-fermées é, eu, au (1) ***(dé, deux, dos) et les ouvertes é, e, o, a (dès, deuil, dors, dame).*** — L'orifice linguo-palatal de l'*i*, en s'ouvrant légèrement, donne naissance à la demi-

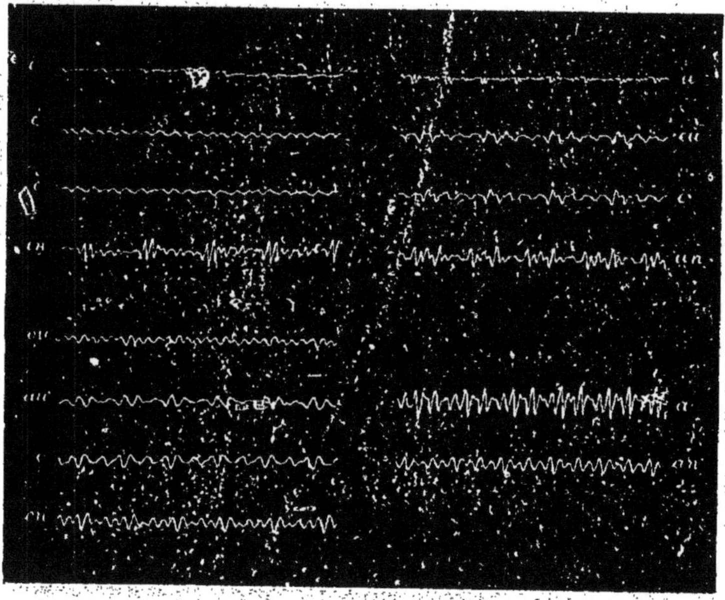

Fig. 7. — Les voyelles.

Timbre. — L'*i* et l'*u* se timbrent à peu près à la même région, entre la langue soulevée et la partie moyenne du palais; aussi leurs périodes vibratoires offrent-elles la plus grande analogie. Par contre, l'antérieure *i* et la postérieure *ou* se distinguent l'une de l'autre par des formes périodiques très différentes.

Intensité. — Lorsque les gradations d'intensité signalées dans le texte n'apparaissent pas nettement sur le tracé, c'est que l'on a varié, volontairement ou non, les conditions de l'enregistrement.

Hauteur. — La hauteur, comme on sait, se mesure par la longueur des vibrations complètes ou périodes. En se reportant au diapason de la fig. 6, on peut déterminer les notes sur lesquelles ont été émises les voyelles ci-dessus (la_2 pour l'*i* et l'*é*, fa_2 pour l'è, vers $ré_2$ pour l'*in*...)*.

(1) Les signes graphiques dont nous nous servons ici, comme d'ailleurs ceux auxquels recourent les divers auteurs, s'écartent nécessairement, dans bien des cas, des formes usuelles de l'orthographe : ainsi, dans les mots, les lettres *eu* désignent tantôt la voyelle demi-fermée (*peu*, *feu*, *cheveu*), tantôt la voyelle ouverte (*peur*, *feuille*, *veuille*).

* *La Parole d'après le tracé du phonographe*, par H. Marichelle, traite en détail la question de l'interprétation physiologique et acoustique des tracés.

fermée *é*, laquelle devient *è* en s'ouvrant elle-même un peu plus (i < é < è). De l'*ou* et de l'*u* dérivent respectivement, par un semblable mécanisme, l'*au* et l'*o* (ou < au < o), — l'*eu* et l'*e* (u < eu < e). — L'*a* correspond à un resserrement du tube vocal, moins accentué que les précédents, qui s'opère entre la racine de la langue et la paroi postérieure du pharynx.

Les voyelles nasales (*an, on, in, un*). — Pour la formation des timbres vocaux dont nous venons de nous occuper il n'existe

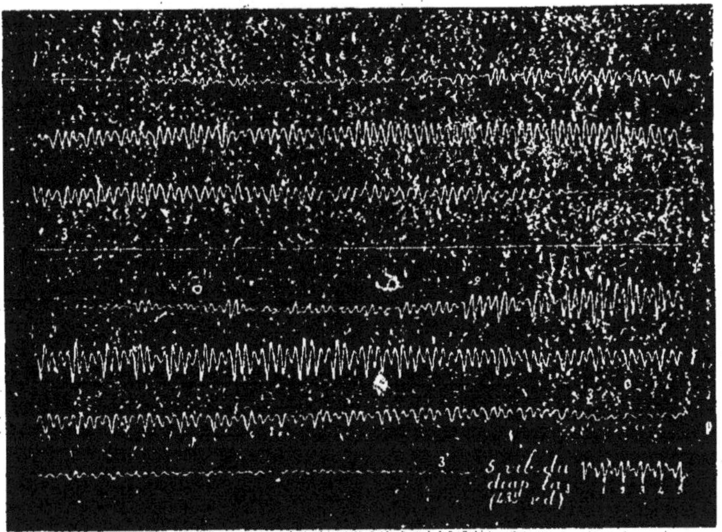

Fig. 8. — Les phases de la syllabe
1-1, *tenue* du c. — 1-2, phase de *détente* ou *explosion*. — 2-3, tenue de l'*ou*. — 3-3 *tension* ou *implosion* du second c. — 3-1' tenue du c. — 1'-2' détente ou explosion. — 2'3' tenue du second *ou*. — 3'3' détente des cordes vocales. — Le diapason placé en bas et à droite permet de constater que l'émission totale, sans tenir compte de la tenue 1-1 de la 1re consonne, a duré 58 centièmes de seconde (1re explosion, cinq centièmes de seconde, tenue de la 1re voyelle, 13 centièmes de seconde, — 1re implosion, 2 centièmes 1/2, — tenue du second c, 7 centièmes 1/2, etc.).

aucune communication entre les cavités buccale et nasale. Abaissons le *voile du palais* pendant l'émission de l'*a*; la colonne d'air, se divisant en un double courant, résonnera à la fois dans la *bouche* et dans le *nez* et le son prendra un timbre spécial, celui de la voyelle *an*. — Chacune des ouvertes se nasalise de la même façon ; on obtient donc les voyelles *in*, *un*, *on* en réalisant les orifices linguo-palataux de l'è, de l'*e* et de l'*o*, alors que le voile du palais occupe une position intermédiaire entre la base de la langue et le fond de la bouche.

La combinaison phonétique. — Nous venons de considérer isolément les consonnes et les voyelles ; dans la parole courante, ces éléments phonétiques subissent de multiples variations ayant pour objet de réduire au minimum les *mouvements organiques* et d'harmoniser les *effets acoustiques* résultants.

Les phases de la syllabe. — Pour mieux comprendre ce travail de fusion et d'adaptation, nous allons analyser une combinaison formée par deux éléments qui se forment dans la même région, soit la syllabe répétée *coucou.*

La langue est d'abord appliquée contre le palais postérieur, de manière à produire une occlusion totale.

Elle reste pendant un certain temps dans cette position ; c'est la *tenue de la consonne* (fig. 8, 1-1 et 3-1'). Puis elle s'abaisse graduellement pour arriver à la position de la voyelle ; c'est la *détente* ou *explosion* (1-2 et 1'-2'). — L'organe parvenu à ce dernier point reste en place pendant un temps plus ou moins long : c'est la *tenue de la voyelle.* Enfin la langue remonte jusqu'à la position de la consonne ; c'est la *tension* ou *implosion ;* — et les mouvements vont se continuer dans le même ordre jusqu'à la fin de l'émission. La condition essentielle est que les organes passent de la tenue de la consonne à celle de la voyelle et inversement *par le plus court chemin, sans que jamais entre les deux tenues l'ouverture buccale puisse dépasser celle de la tenue de la voyelle qui suit ou qui précède.*

Toute syllabe complète comprend donc 4 phases successives qui se distinguent par des conditions spéciales de *fermeture buccale,* de *pression intérieure* et de *sonorité.*

Les flexions organiques. — La syllabe apparaît ainsi, non pas comme le résultat d'une simple juxtaposition d'éléments pho-

---

Fig. 9 à 15. — Les six premières bouches représentent les attitudes principales des organes dans l'émission des syllabes liées *poupipu* enregistrées par le cinématographe, à la vitesse de 16 images par seconde. Au dessous, la voyelle *i* est émise isolément.

On remarque notamment que l'orifice labial de l'*i* intercalé (4e bouche) a été notablement rétréci (dans le sens horizontal) par l'influence des éléments voisins. Cette réduction aurait été plus accentuée si l'on avait parlé plus vite.

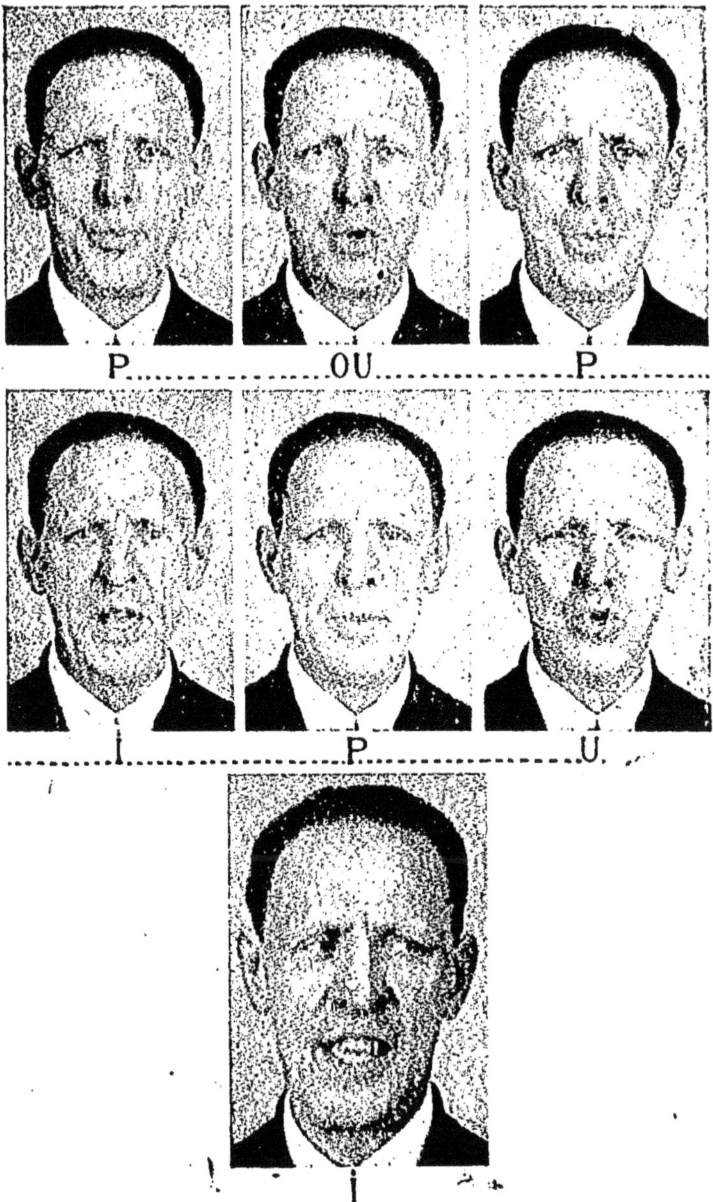

Fig 9 à 15. — Les variations organiques des éléments de la parole dans le mot et la phrase.

nétiques, mais comme une sorte d'organisme acoustique, qui, conformément à la loi de continuité, tend à évoluer, par une gradation insensible, entre un minimum et un maximum de sonorité. Pour réaliser cette condition, les positions organiques correspondant à un même élément, voyelle ou consonne, subissent d'une combinaison à l'autre, ainsi qu'il a été dit plus haut, des modifications très appréciables dont nous ne pouvons donner ici qu'une idée approximative.

Les flexions linguales. — Au point de vue de la *localisation* de l'orifice linguo-palatal, les éléments se classent ainsi, en allant des régions antérieures aux postérieures : 1. *t*, *d*, *s*, *z* ; — 2. *l*, *r*, *n*, *ch*, *j* ; 3. *y*, *gn*, *i*, *é*, *è*, *in*, *eu*, *u*, *e*, *un* ; — 4. *c*, *g*, *ou*, *au*, *o*, *on* ; — 5. *a an*.

D'une manière générale, dans la parole courante, les éléments postérieurs font reculer les autres et inversement, de telle sorte que, par rapport à l'émission isolée, les régions se déplacent dans les deux sens.

Par exemple, le *c* (*c* = *k*) de *iki*, pour mieux s'unir avec l'*i*, se produira plus en avant que celui de oucou ; mais l'*i*, également influencé par le *c*, sera lui-même légèrement tiré en arrière par cette consonne postérieure.

Les flexions labiales. — En prenant pour base le mode de fonctionnement des lèvres, les éléments de la parole se répartissent de la manière suivante : 1. *p*, *b*, *m*, *f*, *v*, *ch*, *j* ; — *ou*, *au*, *o*, *on*, *u*, *eu*, *e*, *un* ; — 2. *s*, *z*, *i*, *é*, *è*, *in* ; — 3. *t*, *d*, *l*, *r*, *n*, *y*, *gn*, *c*, *g*, *a*, *an*.

Dans la 1re classe, les lèvres se ferment (*p*, *b*, *m*,) ou les commissures tendent à se rapprocher (*f*, *v*, *ch*, *j*, *ou*...) ; dans la 2e classe, la tendance est inverse ; enfin les lèvres ne jouent qu'un rôle accessoire dans la différenciation des éléments de la 3e classe.

Sous l'action du rythme verbal, les éléments *ouverts* (il n'est question ici que de l'ouverture *labiale*) se rapprochent le plus possible des éléments fermés. Ainsi la voyelle *i*, lorsqu'elle est isolée, peut se prononcer avec les lèvres très sensiblement ouvertes dans le sens horizontal ; mais lorsqu'elle est encadrée par des voyelles ou des consonnes labiales, — dans poupipu, par exemple, — elle *doit* se produire avec les coins des lèvres d'autant plus rapprochés que le débit oral est plus rapide (fig. 9).

Les flexions du maxillaire. — Au point de vue des mouvements du maxillaire, les éléments de la parole se rangent comme il suit : 1 *t*, *d*, *s*, *z*.... ; 2 *i*, *u*, *ou*, *l*.... ; 3 *è*, *e*, *o*, *c*... ; 4 *a*, *an*.

Les éléments de la 4e classe peuvent se prononcer soit avec la bouche largement ouverte, soit avec les maxillaires tout à fait rapprochés, et avec *tous les degrés intermédiaires d'écartement*. Cette « flexibilité » diminue de la classe 4 à la classe 1, la graduation ainsi établie étant d'ailleurs susceptible de se modifier dans ses détails suivant les différences individuelles relatives à la conformation des organes.

Les éléments peu flexibles tendent à régir les autres. Prenons, par exemple, l'*a*. Il pourra être très ouvert dans l'exclamation *ah* ! en voix criée ; mais, dans *lalala*, *tatata*, répétés à la vitesse de la prononciation courante, il devra se fermer de plus en plus ; ces variations, loin d'être livrées au hasard ou uniquement soumises à la volonté du parleur, obéissent à des nécessités mécaniques rigoureuses (Voir les *a* de la fig. 10).

Tableau général et classification des éléments de la parole ; examen comparatif des conditions qui les déterminent. — Nous sommes maintenant en mesure de présenter les éléments de la parole dans un tableau d'ensemble qui permette d'en saisir plus facilement les rapports physiologiques et acoustiques.

	LOCALISATION → régions postérieures						
		1	2	3	4	5	6
FERMETURE ↑	1′	P F CH	T S	CH		C	
	2′	B V J	D Z	J		G	
	3′	M	N	L, R	N GN	→	
	4′	U, OU			I, U	OU	
	5′	EU, AU			É, EU	AU	
	6′	E, O UN, ON			È, E IN, UN	O ON	A AN

Les conditions physiologiques essentielles : fermeture buccale ; localisation de l'orifice buccal ; fermeture de

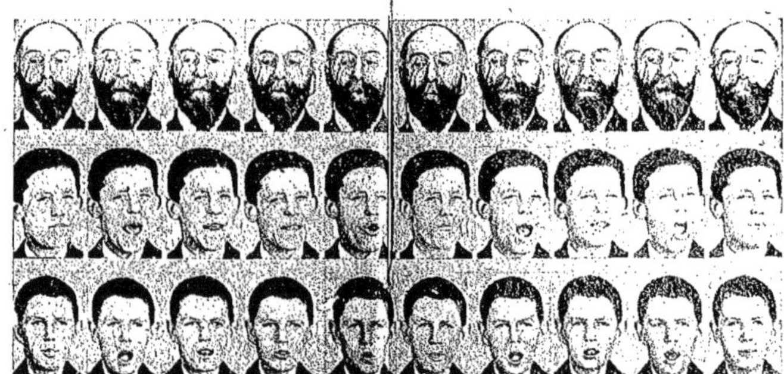

Fig. 16. — La parole du maître et la parole de l'élève.
Les mots *Pardon, Madame*, d'après le cinématographe.

L'examen de ces images chronophotographiques fait ressortir les différences sensibles qui existent encore entre la parole normale et la parole de certains sourds rééduqués. Chez ces derniers les mouvements du maxillaire sont exagérés, la langue est parfois trop soulevée, les lèvres trop serrées.

Par la chronophotographie on soumettra les mouvements organiques de la parole à une *analyse critique* fort instructive : on se procurera, sur les divers types de prononciation, une série de *modèles* très utiles à consulter; on recueillera de nombreux documents applicables au perfectionnement de *la lecture sur les lèvres.*

l'orifice laryngien et de l'orifice nasal. — Nos définitions s'appuient principalement sur la considération d'un orifice buccal (labial ou linguo-palatal), analogue à celui du soufflement, dont il y a lieu d'envisager deux ordres de modifications ayant trait l'une à son degré de *fermeture*, l'autre à la *région* où il se forme (localisation).

Fermeture buccale. — Les variations de cette condition se lisent sur le tableau dans le sens vertical, l'ouverture augmentant de haut en bas. L'égalité, à ce point de vue, n'est pas toujours absolue pour tous les éléments d'une même ligne horizontale. — Bien qu'elles correspondent à une occlusion totale, les consonnes *b*, *d*, *g* ont été placées dans la seconde classe de fermeture, parce que ces éléments offrent, dans leur mode de production, un caractère irrégulier sur lequel nous ne pouvons nous étendre ici. — Les consonnes *m*, *n*, *gn* exigent une fermeture buccale absolue; mais, comme le voile du palais est abaissé pendant leur phase de tenue, l'air s'échappe par les fosses nasales sans rencontrer une *résistance* aussi forte que pour les éléments des classes 1' et 2' : c'est pourquoi on les trouve comprises dans la 3e classe de fermeture *bucco-nasale*. Pour tous les autres éléments, l'ordre de croissance ci-dessus indiqué est tout à fait régulier.

Localisation de l'orifice buccal. — De gauche à droite, sur le tableau, on passe des régions antérieures aux postérieures. Certains éléments (voyelles *u*... *ou*..., consonnes *ch*, *j*...) figurent dans deux colonnes parce que leur production résulte habituellement de l'action combinée de deux orifices buccaux. Pour tous les éléments sans exception, la *localisation* est variable (voir plus haut, flexions linguo-palatales et labiales) sous l'influence de la *contiguïté* (nature des éléments voisins) et du *débit* (vitesse, intensité, hauteur).

L'orifice laryngien : jeu des cordes vocales. — La difficulté de l'observation directe nous réduit ici à des hypothèses basées sur certaines inductions. Les éléments les plus fermés (classe 1') sont muets ou mieux *chuchotés* et ils nécessitent une accumulation du souffle dans la cavité buccale : deux raisons pour autoriser cette supposition que, pendant leur tenue, la glotte est *ouverte* et les cordes vocales *relâchées;* d'autre part, les voyelles (classes 4', 5', 6') sont, en parole sonore, constituées par des vibrations laryngiennes qui exigent une *tension* relative des cordes vocales et, dans le médium, une *occlusion* glottale assez accentuée. Un pareil raisonnement appliqué aux classes successives du tableau semble montrer que *la fermeture laryngienne* aurait tendance à varier *en sens inverse de la fermeture buccale*, donc à augmenter de haut en bas.

L'orifice nasal. Mouvements du voile du palais. — Le seul point utile à considérer, en ce qui concerne la résonance nasale, est la région du voile du palais, où peut se fermer ou s'ouvrir l'orifice qui commande cette résonance. — 7 éléments (voyelles *in*, *un*, *on*, *an*, consonnes *m*, *n*, *gn*) comportent l'ouverture de cet orifice. Tous les autres sont émis avec le voile du palais appliqué contre la paroi postérieure du pharynx.

Les mouvements auxiliaires. — **Jeu de l'orifice labial et de la mâchoire inférieure. — Mouvements des lèvres.** — Les lèvres ne jouent un rôle essentiel que dans la production des 5 consonnes *p*, *b*, *m*, *f*, *v*, et encore ne doit-on tenir compte, pour la détermination de ces éléments, que de la *fermeture* (notion envisagée plus haut au sujet de l'orifice buccal), la *localisation* labiale étant variable dans une certaine mesure (*oupou*, *ipi*). — 8 voyelles (*ou*, *au*,.., *u eu*,..) et deux consonnes (*ch*, *j*) se prononcent préférablement avec les lèvres avancées et arrondies; mais ce caractère, qui offre moins d'importance que la condition relative à l'orifice lingual des mêmes éléments, est soumis, suivant la *contiguïté* et le *débit*, à des modifications très sensibles. Il faut en dire autant du retrait des commissures pour les consonnes *s*, *z*, et les voyelles *i*, *é*, *è*, *in*.

Dans l'émission de tous les autres éléments associés (*t*, *d*, *l*, *r*, *n*, *y*, *gn*, *c*, *g*, *a*, *an*) les mouvements des *lèvres* n'ont *aucune valeur caractéristique*, l'orifice labial devant s'accommoder aux exigences de la combinaison phonétique.

Mouvements de la mâchoire inférieure. — La position du maxillaire inférieur dépend du degré de *fermeture* et de la *localisation* de l'orifice buccal; mais, dans la pratique du langage, cette solidarité se trouve contrariée à tout instant par l'influence de la *contiguïté* et du *débit*; ce caractère n'a donc par lui-même aucune signification dans la définition organique des éléments de la parole.

Valeur relative des conditions organiques. — En résumé, nous avons considéré successivement les 4 orifices labial, linguo-palatal, laryngien et nasal. Nos conditions se rapportent *à la fermeture* de l'orifice buccal, *à la localisation* du même orifice et au mécanisme de l'orifice laryngien et du voile du palais. Pour un élément donné, la *fermeture* buccale varie peu, alors que la *localisation* évolue entre certaines limites ; les mouvements de la *glotte laryngienne* qui produit le son dépendent partiellement des mouvements de la *glotte buccale* (orifice linguo-palatal ou labial) qui le différencient. — L'orifice nasal n'intervient que pour 7 éléments et par un simple mouvement d'ouverture. — Les *lèvres* (sous les réserves ci-dessus) et le *maxillaire inférieur* ne jouent qu'un rôle d'accommodation.

La théorie que nous venons d'esquisser vise à mettre en lumière ce point capital que les divers mouvements des organes de la parole ont une importance très inégale dans la détermination des sons qu'ils engendrent, et qu'il faut se garder d'en faire une description minutieuse et précise en apparence, indéterminée et fausse en réalité, qui mette tous les caractères physiologiques sur le même plan.

***Les effets acoustiques*. — Le souffle, la sonorité, les vibrations solidiennes.** — La parole, pourrait-on dire, est un courant d'air modifié par les quatre orifices qu'il peut traverser dans le tube vocal, depuis la glotte jusqu'aux lèvres.

Ces quatre orifices, par leurs variations d'ouverture et de localisation ou par leur mode de groupement, déterminent les *timbres* qui constituent essentiellement les voyelles et les consonnes; ils influent également sur la *pression* de la colonne d'air limitée par les deux glottes laryngienne et buccale et sur *l'intensité du son* définitif.

Le souffle intérieur. — Toutes choses égales quant à l'énergie de l'action respiratoire, à la durée des tenues buccales et à la hauteur des sons qui peuvent être émis, la pression du souffle dans la bouche varie proportionnellement à la *fermeture* bucco-nasale ; elle diminue donc de haut en bas sur le tableau des éléments tel que nous l'avons précédemment dressé.

Cette condition commande la force de l'*explosion* perçue par le toucher, ou mise en évidence par les déplacements d'un objet très mobile (flamme d'une bougie, morceau de papier) placé devant la bouche au moment où les organes se séparent : comparer à cet égard (en ne rapprochant que des éléments de *même région*) le *p* et le *m* ou l'*i* et l'*è*). Cette même condition tient encore sous sa dépendance la *pression* que les *organes* en contact exercent les uns sur les autres (refaire l'expérience sur le *p*, le *m*, l'*i* et l'*è*) et elle semble influer également sur la *position du voile du palais* qui serait refoulé vers le haut par les pressions fortes.

Toutefois, il convient de ne pas tomber dans l'erreur commune consistant à attribuer une valeur essentielle à ces caractères qui, pour un élément donné, peuvent varier au point de renverser les rapports établis par certaines théories mal conçues.

La sonorité. — L'intensité du son varie, comme il fallait s'y attendre, en raison directe de l'ouverture bucco-nasale et de la fermeture laryngienne ; les consonnes de la première classe, en haut, sont des chuchotées (vibration laryngienne nulle); celles de la 2e classe sont des *bourdonnantes*, la vibration laryngienne étant entravée dans son développement par l'occlusion buccale complète (*b*, *d*, *g*) ou presque complète (*v*, *z*, *j*); les éléments de la 3e classe sont les consonnes les plus sonores ; puis vient la catégorie des voyelles, plus sonore dans son ensemble que celle des consonnes, et dont les diverses classes présentent de haut en bas une graduation d'intensité immédiatement utilisable dans le domaine de la rééducation auditive.

Un autre ordre de phénomènes qui intéressent tout spécialement les méthodes applicables à l'apprentissage de la parole chez les sourds, est encore sous la dépendance des mêmes facteurs. On a remarqué depuis longtemps, mais sans généraliser l'observation et sans en déterminer les causes efficientes et les degrés relatifs, la vibration du crâne qui se produit dans l'émission de l'*i* ou de l'*ou*, par exemple, celle du thorax dans l'émission des voyelles, etc. : ce sont les *vibrations solidiennes* de la parole.

Il faut, à ce point de vue, considérer trois régions principales : le thorax, le sommet de la tête et le larynx. — Au thorax, l'intensité du *mouvement vibratoire*, en rapport avec le degré de *fermeture* du larynx, croît régulièrement des consonnes aux voyelles, des voyelles fermées aux voyelles ouvertes. — Au sommet de la tête, surtout pour les voyelles, la progression est inverse, étant influencée par le degré de fermeture de la glotte buccale. Au larynx, les deux facteurs opposés (fermeture laryngienne et fermeture buccale) interviennent simultanément, de sorte que le sens de la graduation est plus difficile à préciser; pourtant il semble que l'influence de la glotte buccale y soit encore prépondérante.

Les vocables. — Dans les laboratoires de phonétique, depuis les travaux de Helmholtz, si recommandables à certains égards, l'effort de la recherche paraît s'être porté avant tout sur la détermination de ce que l'on désigne par le terme de *vocables* ou sons caractéristiques de la bouche. Nous dirons seulement quelques mots de cette théorie qui assimile les formes de la cavité buccale dans l'émission des voyelles et des consonnes à une série de résonateur dont le son propre principal varie suivant la capacité intérieure et la grandeur de l'orifice externe. Nous avons montré ailleurs combien les résultats obtenus dans cette direction étaient contradictoires et instables; les tentatives effectuées depuis lors ne sont pas de nature à nous faire modifier nos premières conclusions. Et cette remarque ne semblera peut-être pas totalement dépourvue d'intérêt si l'on se rappelle que les méthodes appliquées actuellement à la rééducation de l'ouïe reposent pour la plupart sur cette base fragile (1).

L'intonation et l'accentuation. — Les éléments de la parole sont soumis dans le mot et la phrase à des changements de hauteur, d'intensité et de durée qui forment la trame délicate de l'intonation et de l'accentuation. Comme on n'avait pu réussir jusqu'ici à en fixer et à en déterminer les souples et fugitives évolutions, ces inflexions vocales ne sont représentées dans l'écriture

(1) La vocable se détermine au moyen d'une expérience faite sur l'élément isolé ; or, dans la parole, un même élément, voyelle ou consonne, prend des formes multiples, comme nous avons essayé de le montrer en étudiant les flexions organiques relatives aux mouvements de la langue, des lèvres, de la mâchoire. Que devient, par exemple, dans le mot *tout à coup* prononcé à la vitesse de la parole courante, le vaste résonateur de l'*a* isolé, qui sert de base à la détermination de la vocable de cette voyelle ? Nous le saurons lorsqu'on aura établi la liste des vocables correspondant, pour un élément donné, aux divers cas de prononciation. Peut-être alors s'apercevra-t-on qu'une même vocable peut appartenir à des voyelles diverses et que, par suite, ce caractère de différenciation n'a pas l'importance qu'on lui suppose. Peut-être aussi en viendra-t-on à constater que la hauteur de ces sons propres buccaux n'est pas influencée uniquement par les facteurs qu'on a coutume de considérer.

Le lecteur trouvera des détails plus circonstanciés concernant les exercices acoustiques et les méthodes qui intéressent la culture de l'ouïe dans l'*Enseignement auriculaire* par Marichelle et Dufo de Germane, et dans le récent *programme* spécial de l'Institution Nationale des Sourds-Muets de Paris (1913).

usuelle par aucun signe suffisamment précis. Les quelques documents graphiques ci-joints montrent que les appareils enregistreurs sont maintenant susceptibles de fournir sur la *hauteur* et la *durée* des indications d'une rigueur presque absolue, sur l'*intensité* des données comparatives fort intéressantes, et sur le *timbre* même des renseignements dont la valeur ira chaque jour en progressant.

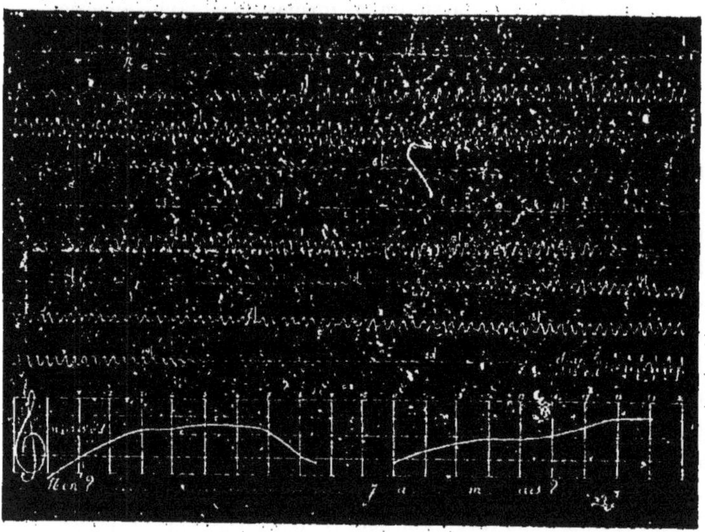

Fig. 17. — Les mots « Non ? jamais ? » émis sur un ton interrogatif. La voix, partie d'une note comprise entre le $ré_2$ et le mi_2 s'est élevée par une gradation lente jusqu'au $ré_3$. — La chute qui s'est produite à la fin du premier mot (aux divisions 7, 8, 9) paraît avoir pour cause une détente purement mécanique des cordes vocales. Les chiffres représentent des *vingtièmes* de seconde.

***Conclusion.* — Les éléments de la parole sont essentiellement flexibles et variables.** — Pour terminer cette rapide étude des sons du langage, empruntons à deux éminents philosophes ces quelques citations qui nous paraissent caractériser nettement le sens et la nature intime des actes de la parole : « La différence entre le monde vivant et le monde inorganique, c'est que la loi fondamentale est dans celui-ci une loi d'identité essentielle, dans celui-là une loi de *changement* radical ; dans l'un, une loi *statique*, dans l'autre une loi *dynamique* (1). » Ou encore : « La matière n'étant presque plus rien (dans le monde vivant), *l'acte* devenant presque tout, on pressent qu'*on laisserait échapper la réalité elle-même* si l'on persistait à tenir *le changement* pour entièrement phénoménal (2). » Et enfin : « Les productions de l'esprit humain, comme celles de *la nature vivante*, ne s'expliquent que *par leur milieu* (3). »

Les auteurs de ces lignes ne font ici aucune allusion directe à

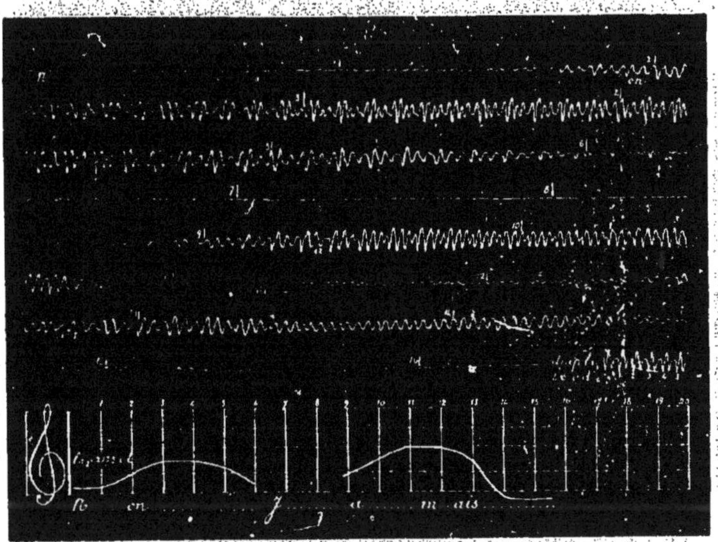

Fig. 18. — Les mots « Non ! jamais ! » sur un ton affirmatif.
La courbe est très différente de celle qu'avait dessinée l'interrogation exprimée par les mêmes mots (fig. 11). La voix n'a parcouru ici qu'un intervalle de 4 tons et demi, et le dernier mot est ascendant dans sa première syllabe et descendant dans la seconde.

la parole ; mais la parole n'est-elle pas une des plus pures manifestations de la vie, et de la vie parvenue à son plus haut degré d'épanouissement, c'est-à-dire de la vie humaine ? Etudions-la donc dans son principe essentiel qui est un principe de *mouvement* et de *changement évolutif*, au lieu de la traiter comme un objet rigide et inerte, ainsi qu'on l'a fait presque uniquement par les anciennes méthodes d'analyse.

(1) Emile Boutroux, *Contingence des lois de la nature.*
(2) Emile Boutroux, *Contingence des lois de la nature.*
(3) H. Taine, *Philosophie de l'art.*

Les retards dans l'acquisition du langage articulé.

PAR

V. HERVAUX

Professeur à l'Institution Nationale des Sourds-Muets de Paris.

La fonction du langage. — Bien que parfaitement organisé au point de vue anatomique, le petit enfant est tout au plus capable, en arrivant au jour, de réagir sous l'impression de la souffrance : sa première manifestation vocale est un cri provoqué par la douleur. Pour toutes les opérations qui font éclater l'existence de l'esprit humain développé, et qui reposent sur les faits biologiques appartenant au mécanisme fonctionnel cérébro-spinal, il lui faut s'éveiller à la vie émotive et faire une série d'apprentissages variés. Celui qui le mettra en possession du langage articulé n'est pas le moins compliqué de tous.

Ecoutons ce que dit, à ce sujet, Destutt de Tracy, dans l'introduction aux Eléments d'idéologie. « Vous n'avez peut-être jamais pris garde à la multitude de choses qu'il faut qu'un enfant étudie pour apprendre à parler ; combien il faut qu'il fasse d'observations et de réflexions pour connaître et démêler tous les objets qui l'environnent ; pour remarquer et distinguer les voix et les articulations que prononcent ceux qui l'entourent ; pour s'apercevoir que, de ces paroles, les unes s'appliquent aux objets et les désignent, les autres expriment ce qu'on en pense et ce qu'on en veut faire ; pour parvenir lui-même à répéter ces paroles et en faire une application juste ; et, enfin, pour reconnaître la manière de les varier et de les lier entre elles, de façon qu'elles deviennent le tableau fidèle de sa pensée. Pesez un peu toutes ces difficultés, et vous verrez que ce n'est pas sans beaucoup de méditations et de raisonnements qu'on parvient à surmonter tant d'obstacles. »

Ces lignes, écrites au début du siècle dernier par celui que Napoléon considérait comme le prince des idéologues, portent l'empreinte d'une observation judicieuse qui esquisse le problème général et en marque toute l'étendue. Mais d'autre part, le tableau de ces réflexions, quoique complet dans l'ordre spéculatif, est impuissant, en lui-même, pour conduire à l'exposé de l'enchaînement des fonctions merveilleuses qui déterminent l'acte de la parole. On peut être convaincu, toutefois, que l'auteur n'a pas jeté en vain sa semence, car, en portant le premier coup de bélier dans la muraille de la doctrine spiritualiste, il a dû exciter la curiosité des chercheurs et aiguiller les enquêtes objectives qui ont servi à contrôler des hypothèses plus ou moins ingénieuses. Sa conception était bien capable de provoquer la naissance de cette méthode d'exploration par laquelle les savants s'efforcent de soulever le voile qui nous dérobe encore certains points essentiels du fonctionnement cérébral.

Il appartenait à la psychologie physiologique (1) de travailler à réunir les documents susceptibles de nous éclairer sur l'ensemble des phénomènes occultes qui, se succédant avec une rapidité prodigieuse, font que les impressions auditives produisent des ébranlements nerveux, lesquels déterminent les contractions musculaires et les mouvements d'où sortent les paroles.

Si le fonctionnement synthétique des rouages organiques dont le concours produit l'élaboration du langage oral nous paraît, dans ses effets, d'une simplicité admirable, il ne s'ensuit pas que le mystère qui entoure les modalités spéciales des centres neurotiques de la sensibilité et de la motricité soit facile à approfondir. Pour arriver à solutionner, dans son ensemble, un problème aussi complexe que celui qui embrasse les phénomènes sur les-

(1) La probité la plus élémentaire nous incline à déclarer, dès maintenant, que, pour nous édifier sur cette partie de la question, — car elle ne nous était pas précisément familière — nous avons mis à contribution tous les travaux des spécialistes qui nous ont été signalés. C'est ainsi que nous avons examiné avec une très vive attention les théories si précises et si claires exposées par le Dr A. Nogier dans son remarquable ouvrage : *Physiologie du langage et contribution à l'hygiène scolaire*. (J.-B. Baillière et fils). Nous espérons nous en être inspiré d'une façon profitable, aussi aurons-nous souvent l'occasion de recourir aux lumières de l'auteur, au cours de cette modeste étude.

quels repose l'acquisition du langage articulé, il est nécessaire de recueillir et de coordonner une foule d'investigations relevant de diverses branches de la science. L'acoustique est la première à envisager, puisqu'elle renseigne sur la théorie des sons dont l'apport détermine les ébranlements physiques que transmet l'appareil auditif; l'anatomie s'arme du microscope et fouille l'encéphale pour décrire la structure du système nerveux ; la physiologie s'adonne à l'étude de la transmission des forces neurotiques qui commandent le mécanisme humain ; la psychologie classe tous les renseignements dont elle se sert pour étayer les théories tendant à expliquer l'enchaînement des phénomènes qui aboutissent aux révélations verbales ; la pathologie clinique, concurremment avec l'analyse physiologique, définit le rôle joué par tel ou tel point des rouages, en constatant l'anomalie qui résulte d'une rupture quelconque dans le processus fonctionnel ; enfin, la phonétique expérimentale s'efforce de multiplier ses observations pour en faire profiter l'orthophonie à laquelle revient la mission de remédier, autant que faire se peut, aux troubles de la parole, pour tous les cas qui ne relèvent pas exclusivement de la thérapeutique.

⁂

La théorie scientifique des localisations qui expose le rôle des centres verbaux, bien qu'admise en principe par le plus grand nombre, est souvent remise en question par certains faits pathologiques capables d'ébranler sa conception. Mais il ne nous appartient pas d'intervenir dans un débat portant sur un sujet dont les données essentielles échappent à notre compétence; nous ne pouvons qu'écouter les arguments développés par les partisans de l'une ou l'autre thèse.

Dans son œuvre si documentée, *l'Art de parler en public*, le Dr G. Saint-Paul, tout en se défendant de soumission traditionnelle et aveugle, continue d'admettre que la conservation des empreintes verbales est assurée par un triple dépôt. Il pense que s'il y a pu avoir erreur sur la localisation précise de l'organe cérébral du langage articulé, il n'en demeure pas moins que cet organe ne peut pas ne pas exister.

D'autre part, le Dr Moutier, s'appuyant sur ses recherches en anatomie, n'hésite pas à nier l'existence de centres d'images verbales. Après lui, les docteurs Froment et Monod, de Lyon (1), estiment que les images motrices articulaires ne sont généralement pas évoquées pour la prononciation des mots du langage; d'où les auteurs concluent « qu'elles n'existent que pour les physiologistes, les professeurs de phonétique, les éducateurs de sourds-muets et peut-être encore pour le sourd-muet éduqué ».

Cependant, dira-t-on, si le travail initial qui détermine l'acte de la phonation peut devenir conscient par le secours de l'auto-observation que l'on exerce en étudiant le mécanisme du langage articulé, c'est donc que, communément, la parole est ordonnée par des forces occultes ou synergies psychiques d'où résultent les habitudes motrices articulaires, inconscientes, car il faut bien qu'il y ait quelque chose pour déclancher ce quasi-automatisme.

Pour essayer d'établir une base sur laquelle chacun puisse s'appuyer sans risquer de s'égarer dans des impasses, le Dr Saint-Paul propose de remplacer l'expression *centres d'images verbales* par celle de *complexus de retentissement d'actes verbaux*. Cette dénomination nouvelle, visant une série de phénomènes physiologiques, aurait tout au moins l'avantage de supprimer les vocables *centre* et *image* auxquels on est toujours tenté d'accorder une précision trop grande et trop rigide.

En l'état actuel des choses, la psycho-physiologie utilise le diagnostic des syndromes propres à chaque anomalie fonctionnelle pour arriver à la conception du mécanisme cérébro-spinal relatif aux révélations verbales. A son tour, ce processus défini peut et doit servir à faire comprendre la nature des obstacles susceptibles d'entraver, chez l'enfant, le développement normal de la faculté de parler.

Il est instructif, certes, de suivre de très près les travaux des savants qui s'occupent de cérébrologie avec le but de saisir, dans ses recoins les plus intimes, la synthèse fonctionnelle de l'organisme d'où dérive le langage oral. D'autre part, il est également intéressant de s'inspirer des observations notées par les maîtres qui se sont penchés sur l'enfant au berceau pour étudier le développement progressif de ses facultés intellectuelles et surveiller

(1) Rôle des images du langage dans le mécanisme de la parole articulée (Bulletin n° 81 de la Société libre pour l'étude psychologique de l'enfant.)

ses acquisitions journalières dans le travail, lent mais continu, qui le mettra en possession de la parole. Egger constate que les premières manifestations vocales du petit être se rattachent surtout à des faits de motilité; le bébé exerce son organe phonateur comme il exerce ses membres pour le seul plaisir que le mouvement lui procure. La pratique de cette gymnastique instinctive conduit à un double résultat : d'abord de faire l'éducation de l'appareil récepteur, puis, de provoquer la naissance des courants réflexes qui relieront les neurones sensitifs et les neurones moteurs.

Lorsqu'il arrive à la fin de sa deuxième année, parfois plus tôt, peut-être, mais quelquefois aussi un peu plus tard, le petit enfant est déjà suffisamment maître de ses organes vocaux pour faire l'admiration des personnes de son entourage.

La parole qu'il émet, à propos de tout et de rien, en employant les petites formules de la langue maternelle qui ont fait sur son oreille l'impression la plus profonde,constitue un exercice de tous les instants visant à fortifier la mémoire auditive comme à éduquer les régions cérébrales du commandement. Très éloignée du modèle qui l'a provoquée, cette parole n'est qu'un gazouillement aimable et gracieux, mais aussi bien imparfait encore, car il s'y rencontre nombre d'élisions ou de remplacements qui tendent à esquiver les obstacles. Toutefois, ces rudiments de langage sont précieux pour la mère, et aussi pour l'observateur; ils représentent la semence qui lève et grandit avec toutes les promesses d'une riche moisson pour l'avenir.

***

Les retards et leurs causes. — Pendant que l'enfant fait son apprentissage de la parole, il s'essaie à utiliser des impressions auditives et des impressions kinesthétiques ou vocales ; il conduit ses organes vocaux vers l'activité qui leur fera produire les combinaisons de sons et de bruits; en même temps, il emmagasine les sensations de mouvement et de position provenant de cette activité (1).

On rencontre quelquefois des enfants, ceux que l'on dénomme

(1) D'après HERMANN EBBINGHAUS, *Précis de psychologie*.

avancés, qui font entendre leurs premiers balbutiements dès l'âge de douze ou quinze mois ; d'autres, au contraire, quoique ne présentant aucune tare, comme ils le démontreront dans la suite, ont encore, à trente mois, les lèvres closes. Il faut à ces derniers un temps plus considérable pour naître à la vie psychique consciente qui fait porter des fruits à l'éducation phonétique.

Bébé parcourt donc, petit à petit, les étapes successives qui l'amèneront à émettre spontanément les combinaisons syllabiques dont les mots sont formés ; mais ce résultat ne s'acquiert pas sans qu'il ne se manifeste jamais de défaillance. Supposons qu'il soit assez loin dans le stade de l'étude du langage, et sache dire à sa manière : « Bonjour, Madame. » Sa mère en éprouve une légitime fierté et désire montrer, à chaque occasion, l'habileté de l'élève. Cependant, l'expérience ne réussit pas toujours au gré de la maman, et bien qu'il soit aiguillonné par la promesse d'une récompense, le petit, parfois, reste coi devant l'invite la plus pressante ; il vous regarde, alors, de ses grands yeux éclairés d'un sourire que l'on croirait quelque peu moqueur, mais rien ne sort de sa bouche ouverte. Faut-il se figurer qu'il se dérobe par pur caprice ? Ce n'est pas le cas. Il se tait parce que la filiation des phénomènes de perception et des réflexes sensitivo-moteurs n'étant pas établie au point de créer une *habitude* constante, il ne trouve pas le concours des synergies qui commandent l'articulation des mots de la formule. Il convient de lui faire crédit quelque temps encore, pour qu'il se reconnaisse et se dote d'une sûreté plus grande.

Si, pour certains enfants, relativement à d'autres plus favorisés, les progrès accusent de la lenteur, il est encore des exceptions d'une autre gravité, puisque, chez de jeunes sujets, l'éclosion du langage phonétique peut être empêchée ou contrariée par des obstacles divers, au point que ces pauvres petits restent, si l'on n'y remédie, des infirmes de la parole.

Quelle serait, approximativement, la proportion représentée par ces retardés ? Il ne nous est pas possible, nous devons l'avouer, d'apporter à la question une réponse satisfaisante, car nous manquons, à cet égard, de renseignements précis ; il n'existe pas, en effet, du moins en France, de statistiques permettant de délimiter les cas où les troubles de la parole et les vices de prononciation ont à leur origine un retard dans l'apparition et le développement du langage articulé.

Nous avons envisagé, il y a quelque douze ans, le projet d'enquêter à ce sujet parmi la population scolaire fréquentant les établissements d'instruction du 6e arrondissement. Nous avons soumis notre idée à M. le docteur A. Castex, fondateur du Cours d'orthophonie, qui fonctionne auprès de la Clinique otologique de l'Institution nationale des sourds-muets, et elle fut approuvée avec enthousiasme. Puis nous avons fait parvenir, par le canal de M. V. Collignon, notre très dévoué directeur, une demande adressée à la Direction de l'Enseignement primaire de la Seine, à l'effet d'être autorisé à pénétrer dans les groupes scolaires, et tout particulièrement dans les classes maternelles. Malheureusement, notre démarche n'obtint aucun succès, car si l'Administration voulut bien reconnaître l'intérêt qu'aurait présenté notre tentative, elle basa sa réponse sur certain article du règlement qui interdit, d'une façon formelle, l'accès dans les locaux scolaires à toute personne étrangère à l'enseignement donné. Nous n'avions qu'à nous incliner devant un refus aussi catégorique.

Les cas de retard existent-ils, avec la même fréquence, dans l'un ou l'autre sexe ?... Les investigations résultant d'enquêtes conduites à l'étranger, et surtout les tableaux dressés par M. Rouma, en Belgique, démontrent qu'on les trouve en nombre plus considérable chez les petits garçons que chez les petites filles. La pratique du traitement pédagogique, pourtant, semblerait prouver le contraire ; en effet, pour notre compte personnel, c'est bien souvent à des fillettes que nous devons appliquer les exercices de rééducation de la parole. Mais ce fait n'est pas péremptoire ; il signifie, tout au plus, que les mamans surveillent davantage la facilité d'élocution chez leur progéniture féminine. Avoir un garçon qui s'exprime avec gêne, cela n'a qu'une importance secondaire, tandis que pour une jeune fille..., ce serait contraire aux lois naturelles.

Les causes auxquelles on doit ramener les retards qui se présentent dans l'acquisition du langage articulé sont multiples, car elles se rapportent à des empêchements de nature diverse ; elles peuvent être simples ou bien se compliquer chez un même sujet.

Elles sont ou d'ordre physique ou d'ordre fonctionnel. Elles s'appliquent, d'une part, au mécanisme chargé de recevoir les ondes sonores qui provoquent l'ébranlement nerveux ; d'autre part, à la communication par phénomène réflexe, plus ou moins rapide, plus ou moins adéquate, entre les neurones sensibles et les neurones moteurs. Que l'harmonie naturelle soit rompue, même partiellement, et des troubles de gravité variable apparaissent dans la fonction du langage. L'anormalité fonctionnelle est purement mécanique lorsqu'elle tient à un vice affectant un organe de l'appareil phonateur. Dans certains cas, d'un caractère plus accentué encore, l'incapacité, sensorielle ou organique, devient complexe, par suite d'une tare cérébrale qui oppose une barrière aux révélations psychiques.

On conçoit l'utilité qu'il y aurait à renseigner le grand public sur les causes responsables des retards de parole, c'est-à-dire qui font que des enfants n'arrivent pas, en temps voulu et par eux-mêmes, à parler *comme les autres*.

Parmi les principales, celles qui s'observent le plus communément, nous pouvons énumérer :

La surdité totale (1) ou partielle, d'origine congénitale ou survenue dans le tout premier âge ;

Les affections du système nerveux ;

Les anormalités cérébrales d'où dérive l'arriérisme mental ;

La misère physiologique agissant au moment de la conception ;

Les traumatismes craniens et les frayeurs vives ;

La débilité et les malformations organiques ;

Le milieu familial.

Le docteur Ozun (2) cite encore l'hérédité syphilitique qui, d'après Fournier, se manifeste par des troubles dystrophiques, de sorte que beaucoup d'enfants hérédos croissent lentement, font leurs dents en retard, n'apprennent à marcher et à parler que tard.

Chacun peut remarquer comme le bébé porté dans les bras

(1) Nous n'ignorons pas que la surdité complète est considérée comme inexistante, mais on peut qualifier l'affection de totale lorsqu'elle empêche l'arrivée des ondes sonores au point que les courants reflexes ne peuvent se manifester et permettre l'audition différenciée, si minime soit-elle.

(2) Quelques considérations sur les causes du retard dans l'apparition et dans le développement du langage, Thèse de Paris.

fixe avec une évidente curiosité la bouche de la personne qui s'adresse à lui. En partant de cette constatation, n'y aurait-il pas lieu de rechercher si le sens de la vue doit contribuer, dans une mesure quelconque, à fournir des renseignements sur le mécanisme d'articulation ? A l'effet de nous documenter à cet égard, nous nous sommes présenté à la direction de l'Institution nationale des Jeunes Aveugles, où nous avons reçu l'accueil le plus cordial. Des réponses qui furent apportées au questionnaire que nous avions préalablement établi il n'apparait pas, disons-le sans détour, que, chez les aveugles-nés ou devenus tels dans les premiers mois de l'existence, la privation de la vue puisse gêner en rien le développement de la faculté de parler. En effet, parmi la population scolaire de l'établissement, on ne trouve pas de cas où la parole ne soit équivalente à celle des voyants. Ajoutons que seuls les enfants atteints de cécité, mais normaux par ailleurs, sont reçus à l'Institution. L'âge d'admission étant fixé à neuf ans, on peut insinuer que, jusque là, l'apprentissage de l'élocution a eu le temps de se parfaire ; cependant, on reconnaîtrait bien des défectuosités révélatrices, si le jeune aveugle avait éprouvé des retards dans les acquisitions verbales.

Les perturbations amenées par les causes d'ordre organique ou fonctionnel. — La surdité congénitale, ou acquise dans la toute première enfance, entraîne fatalement l'absence de langage oral. Cela ne veut pas dire qu'il y ait aphonie complète : ce cas est très rare, au contraire ; mais la voix, d'un caractère plutôt guttural, n'est émise, chez les jeunes sujets, que sous l'influence des impressions émotives. Plus tard, il arrive que l'on constate des actes physiques musculaires produisant une articulation désordonnée. Ce fait se produit avec les petits sourds d'intelligence éveillée et à qui la maman s'adresse de vive voix, comme s'ils étaient capables de l'entendre. Il s'agit — on doit le croire, — d'un résultat dû à l'instinct d'imitation qui se découvre à l'aide de l'ébranlement nerveux causé par les révélations psycho-visuelles. Nous avons observé, à plusieurs reprises, des enfants qui donnaient ainsi l'illusion de posséder encore des restes auditifs appréciables. Mais ils ne sont pas capables d'aller bien loin dans l'étude de la parole articulée, avec le seul secours d'un moyen aussi rudimentaire ; ils sont frappés, tout au plus, par les phénomènes qui aboutissent à l'orifice buccal : des sons vocaux se rapprochant de *a*, *o*, *ou*, les consonnes labiales *p*, *b*, *m*, et parfois la linguo-dentale *t*, voilà les semblants de phonèmes qu'ils associent pour les combiner à la manière infantile. Ils perdraient même très vite le bénéfice de cette petite culture préparatoire, s'ils ne rencontraient, en temps opportun, le soutien d'une méthode plus perfectionnée ; en effet, lorsqu'ils avancent en âge et se rendent quelque peu compte de leur infirmité, ils sont enclins à délaisser un mode de communication qui ne leur permet pas de manifester leurs sentiments, d'exprimer leurs besoins.

La diminution ou perte partielle de la faculté auditive a, chez les petits enfants, des conséquences autrement désastreuses que chez les adultes, et il est facile de s'en faire une idée en réfléchissant un instant sur les effets de l'anormalité physique. Pour ces derniers, les différents stades de l'apprentissage du langage ayant été parcourus, l'éducation a fait son œuvre dans tout le processus fonctionnel et les acquisitions ne s'effacent presque pas, de par le concours du *souvenir* et de *l'habitude*. Les révélations objectives suscitées par les ondes sonores, bien qu'incomplètes, sont encore suffisantes pour déterminer les courants réflexes et permettre l'action des synergies motrices.

L'adulte, sourd partiellement, parvient donc à compenser ses pertes par la suppléance mentale qui lui fait deviner ce qu'il n'a pas entendu. Au contraire, s'il s'agit du petit être dans le cerveau duquel tout est à faire, les impressions sensorielles, à peine ébauchées, excitent une tension nerveuse trop faible, laquelle ne réussit pas à mettre en mouvement la série des phénomènes naturels qui conduisent à la parole.

Il ne faut pas que la capacité auditive soit diminuée dans de bien grandes proportions pour qu'un jeune enfant, s'il n'est secouru par les soins d'une méthode appropriée à son cas, reste incapable d'apprendre à s'exprimer de vive voix. Celui qui serait seulement impressionné dans l'audition directe, c'est-à-dire qui se retournerait à l'appel de son nom, mais ne démêlerait rien aux phrases prononcées dans son entourage, celui-là, disons-nous, arriverait sans doute à reproduire des sons, à écorcher quelques mots; toutefois, il resterait inapte à formuler oralement sa pensée. L'état de demi-sourd, par lequel on a l'habitude de désigner cette défectuosité sensorielle, ne permet donc pas — d'autres l'ont dit avant nous — d'acquérir l'équivalent d'un demi-langage. Et l'absence de parole n'est pas la seule conséquence qu'il y ait à déplorer, car on ne la rencontre pas sans qu'il en résulte un manque d'harmonie subséquent dans le développement des facultés intellectuelles.

On sait que la plupart des maladies de l'enfance, lorsqu'elles frappent un sujet ayant une certaine prédisposition héréditaire, peuvent entraîner la surdité incurable. Alors même que le langage phonétique aurait eu le temps de se développer auparavant, le mutisme s'établit après l'infirmité physique, si les habitudes motrices d'articulation ne sont pas ancrées au point de déterminer l'automatisme. Et le degré qu'affecte l'incapacité d'élocution est en relation directe avec celui de l'incapacité de la fonction auditive. Personne ne saurait préciser, même approximativement, jusqu'à quel âge la condition psychologique de la parole réclame le renouvellement de l'apport acoustique ; cela dépend de plusieurs facteurs d'ordre divers, mais il n'est pas rare d'observer des enfants devenus sourds à sept ans, c'est-à-dire, après avoir parcouru les trois étapes de l'acquisition du langage usuel, qui ont cessé peu à peu de parler, parce qu'ils ont été abandonnés dans leur isolement par des parents non renseignés.

Qu'on nous permette de relater ici un fait qui, malgré notre longue habitude de vivre au milieu des déshérités de l'ouïe, nous émut plus que nous ne saurions dire. Il y a huit ou dix ans, nous reçûmes, dans notre classe, la visite d'un homme qui frisait la cinquantaine ,lequel était accompagné d'un sien ami, officier supérieur en retraite. Le premier — nous l'apprîmes par l'intermédiaire de son cicerone — était un sourd-muet, ancien élève de l'Institution de la rue Saint-Jacques ; il y avait été éduqué à l'époque où l'enseignement était donné par l'écriture et la mimique. De passage à Paris, il avait voulu revoir l'établissement qui l'avait accueilli. Pendant l'exercice de lecture sur les lèvres que nous fîmes pour donner à nos visiteurs une idée des procédés actuels, nous constatâmes que le sourd-muet cherchait, lui aussi, à imiter le travail qu'il nous voyait accomplir ; mais sa voix ne sortait pas et les articulations manquaient de netteté. Nous lui demandâmes alors s'il avait été soumis, autrefois, aux exercices de démutisation ; sa réponse fut négative, mais il nous apprit qu'il approchait de sa dixième année lorsque la surdité l'avait frappé. Entré à l'école, il y avait vécu pendant huit ans au milieu d'un silence perpétuel ; la nécessité l'avait contraint à se servir du langage des signes pour communiquer avec ses camarades d'infortune et il n'avait pas tardé à devenir aussi muet que ceux dont l'infirmité était congénitale. Ce triste résultat n'est-il pas stupéfiant dans sa brutalité !

***

L'audition, écrivait déjà le docteur Itard, le précurseur de l'otologie, se compose de la sensibilité animale et d'une réaction de l'intelligence sur l'impression reçue. Il s'agit, par conséquent, d'une faculté dont la capacité propre est très difficile à apprécier dans un premier examen. On n'arrive à s'en faire une idée relative qu'après une série d'épreuves qui aident à la déterminer, par comparaison, lorsque l'on tient compte, à la fois, de la compréhension manifestée et du rendement oral obtenu par écho. L'opinion que l'on se forge ainsi n'offre pas, on le comprend, une sûreté à l'abri de toute surprise, puisque les fruits donnés par les restes auditifs sont en rapport étroit avec la capacité intellectuelle. On rencontre des sujets dont l'audition se rapproche de la normale, mais qui, ne sachant pas écouter, sont privés pour cela de l'usage de la parole. La compréhension de la langue parlée devance son emploi, aussi la grande majorité des cas d'arriérisme, de débilité mentale, occasionnelle ou congénitale, s'accompagnent d'inaptitude dans l'acquisition du langage articulé. Cependant, il existe des idiots qui sont particulièrement bavards ; ils arrivent à articuler d'une façon presque satisfaisante, mais à la manière des perroquets, en se laissant guider seulement par la musique vocale. Les spécialistes de la neurologie, qui ont eu souvent l'occasion de noter cette observation chez des enfants classés dans le premier degré de l'imbécillité, en ont déduit que « le développement du langage n'est pas, de toute nécessité, parallèle à celui de l'intelligence (1). »

(1) Voir, à ce sujet, les citations contenues dans la thèse du docteur Ozun.

Les tares nerveuses héréditaires sont le fait d'une dégénérescence congénitale ; lorsque ces tares s'établissent de bonne heure, à la suite d'une maladie ou bien d'un accident, elles agissent comme les premières, parce qu'elles détruisent ce qui a été fait auparavant, et que les unes et les autres viennent souvent entraver la fonction du langage. Toutefois, on s'exposerait à des mécomptes si l'on tentait une classification de ces infirmes du système nerveux en se basant uniquement sur les troubles de la parole. D'autre part, le diagnostic apporté par l'homme de l'art, après l'examen des stigmates de dégénérescence, a besoin, pour être complet, d'être fortifié par les renseignements de l'observation pédagogique.

Les anormalités cérébrales résultant d'une lésion pathologique ou de troubles circulatoires ne se démasquent pas sans peine, nous disent les médecins, parce que les formes typiques de la morbidité se succèdent en clinique avec des caractères plus ou moins accusés. Les désastres qu'elles entraînent, suivant la gravité des cas, vont s'échelonnant depuis le mutisme complet jusqu'à la simple gêne dans les modalités motrices ; les organes d'exécution restent rebelles et plus ou moins incapables de déterminer les contractions musculaires, de même que les effets physiques de l'appareil phonétique.

La misère physiologique chez les procréateurs, agissant au moment de la conception, ou provoquant chez la mère des accidents pendant la grossesse, est le point de départ de l'hérédité ; il en résulte que les révélations synergiques, troublées ou amoindries, sont impuissantes à influencer les faisceaux de fibres conductrices.

Un traumatisme cranien, lorsqu'il a une répercussion sur les centres encéphaliques moteurs, est suivi d'une incapacité de parler, laquelle est en rapport avec le degré de gravité que présente la lésion bulbaire.

Une frayeur très vive, dont les effets se manifestent par des troubles de circulation, agit à la façon d'un choc traumatique, et ses conséquences sont identiques.

La débilité organique, quelle qu'en soit l'origine, cause une apathie générale qui s'étend à la fonction du langage, comme à la faculté de penser.

La conformation défectueuse des organes vocaux fait obstacle à l'utilisation rationnelle du souffle expiré pour la production normale des consonnes, aussi bien que pour les résonnances particulières qui caractérisent les voyelles. Au nombre des malformations organiques bien caractérisées, comme le bec-de-lièvre, les fissures velo-palatines, s'ajoutent les polypes nasaux, les végétations adénoïdes, l'hypertrophie des amygdales et l'implantation irrégulière des dents. A propos du rôle joué par la double arcade dentaire dans l'émission de quelques-uns de nos phonèmes, il ne nous paraît pas téméraire d'avancer que l'acquisition du langage articulé ne saurait être considérée comme définitive avant l'établissement de la seconde dentition, même pour les enfants chez qui la parole évolue normalement ; en effet, pendant l'absence momentanée des incisives, pour peu que le remplacement se fasse attendre, on constate des blésités qui deviennent des habitudes vicieuses, parce que l'oreille, après un certain temps, ne sait plus discerner la défectuosité d'articulation.

L'étendue des soins éducatifs que l'enfant reçoit dans le milieu où il est élevé marque son influence sur l'apparition du langage articulé. D'une façon générale, on observe que les cadets, prenant exemple sur leurs aînés, font des progrès rapides dans l'apprentissage de la parole; le modèle qu'ils ont à imiter leur est plus facilement accessible que le débit accéléré des grandes personnes. Par contre, on voit souvent des parents, désireux de se rapprocher davantage du petit être et de lui rendre sensible leur affection, s'ingénier à imiter les expressions tronquées et déformées par l'inaptitude, qui composent le langage enfantin. C'est une pratique néfaste, car elle dénature les impressions sensorielles chez le débutant. Si celui-ci se contente de phonèmes approchés ou remplacés, c'est « qu'il n'a pas encore appris, à beaucoup près, à émettre spontanément tous les sons et qu'il ne peut imiter aucun mouvement dont il ne connaît pas les sensations kinesthétiques » (1). L'immobiliser dans la période de tâtonnements, cela revient à retarder ses découvertes ainsi que les glissements successifs qui lui font surmonter les difficultés.

On nous amène parfois de jeunes enfants chez lesquels ne se découvre aucune tare caractérisée; ils n'ont jamais fait de mala-

(1) Ebbinghaus, *Le langage*.

die et présentent un développement physique ne laissant rien à désirer. Ils sont éveillés pour tous les actes ordinaires de la vie, sauf pour la fonction du langage oral, de sorte qu'ils ont grandi jusque l'âge de cinq ou six ans, sans apprendre à exprimer leurs pensées d'une manière intelligible. Ils possèdent le langage de réception, mais le langage de transmission leur fait défaut. Ces retardés sont évidemment atteints d'une *paresse* de la parole, et leur état est consécutif à la tradition héréditaire.

Résumons, en terminant ce passage, les troubles provoqués par les causes de retard dans l'acquisition du langage articulé. D'après le docteur Nogier, la surdité infantile et complète amène à son maximum l'aphasie purement sensorielle auditive. Il convient, devons-nous dire, d'écarter de cette catégorie les cas où le surdi-mutisme se complique de lésions cérébrales, lesquelles rendent le travail infructueux lorsque l'on tente d'appliquer les exercices de démutisation.

Les anormalités, fonctionnelles ou organiques, autres que la précédente, font que les sujets frappés restent longtemps sinon toujours, des demi-muets, des intimidés, ou pour le moins des bafouilleurs, c'est-à-dire des *parlants* au langage imprécis, avec un débit des syllabes tantôt saccadé, tantôt précipité. Sous une forme plus bénigne, elles donnent des candidats à toutes les blésités, à toutes les dyslalies, voire même à une hésitation assez proche parente de celle des bègues. A la condition de réunir une suite de renseignements dignes de foi, qui sait si on ne retrouverait pas ces anormalités à l'origine de certaines formes établies du bégaiement ?

Les obstacles qui s'opposent, chez les retardés, à l'éclosion normale et progressive de la faculté de parler, n'influent sur la production des voyelles que dans les cas où la déchéance repose sur un vice de conformation ; les pauvres infirmes de la parole n'ont guère, pour s'exprimer dans leur milieu familial, que la seule ressource de rapprocher les sons vocaux afin de s'en constituer un semblant de langage. Et la mère, avec sa mansuétude naturelle, trouve, cependant, le moyen de comprendre. Quant aux consonnes possibles, elles sont plutôt rares ; celles qui parviennent à être réussies, avec leur caractère propre, s'arrêtent généralement aux labiales *p*, *b*, *m*, c'est-à-dire aux phonèmes dont le mécanisme offre, au plus haut degré, des constatations visuelles, en dehors de la révélation auditive. Et c'est ainsi que l'expression : *Bonjour*, *Monsieur*, se transmue, dans la bouche d'un retardé, en cette combinaison informe : *bon* | *ou* | *meu* | *ieu*. La comparaison avec l'essai gracieux du bébé qui balbutie : *bonzou meuseu*, est suffisante pour décéler le retard de langage, laquelle défectuosité sera presque toujours incurable par les seuls effets de l'évolution naturelle.

Nous avons vu précédemment que les révélations psycho-visuelles ne sont pas indispensables, dans le développement du langage articulé, chez les sujets normaux. Mais aussi nous venons de constater qu'elles sont secourables aux retardés, pour leurs acquisitions réduites aux éléments les plus faciles. En conséquence, le professeur d'orthophonie, s'il prend la précaution de fortifier les impressions auditives, ne saurait être accusé de fausse manœuvre, lorsqu'il utilise les synergies artificielles additionnelles, celles qui sont fournies par les révélations visuelles, comme celles qui se dégagent des constatations tactiles.

Parmi les enfants anormaux, incapables d'arriver à la faculté de parler par la voie ordinaire, il en est de parfaitement curables. L'examen médical peut en décider, après que les éléments d'une enquête sérieuse ont été réunis. Le diagnostic étant posé, l'homme de l'art établit son pronostic et institue un traitement mixte, lequel est, d'une part, pharmaceutique ou chirurgical, mais s'appuie toujours sur la culture physique et sur les exercices de rééducation de la parole.

Envisager, sous un aspect économique, la question de la conservation de la parole dans son intégrité, a écrit quelque part, le docteur Chervin, c'est faire de la sociologie clinique vécue. Que toutes les bonnes volontés apportent donc, à la solution du problème, sous des formes diverses, leur part de collaboration.

Défauts d'articulation.

(Blésités, dyslalies)

PAR

M. PAUTRÉ

Professeur à l'Institution nationale des Sourds-Muets de Paris
et au Cours d'orthophonie.

Les troubles de la parole prennent deux aspects différents et bien distincts suivant qu'ils affectent *exclusivement* ou *non exclusivement* le mécanisme de l'articulation.

Dans le second cas, le trouble est en grande partie étranger au mécanisme des sons, qu'il ne vient fausser que par une sorte de répercussion.

Ainsi dans le *nasonnement* et la *raucité vocale*, l'articulation peut être parfaitement correcte en elle-même, mais à la parole se superpose une résonnance nasale ou gutturale qui la déforme. De même, dans le *bredouillement* et le *bégaiement*, des causes diverses produisent une altération passagère et intermittente des articulations.

Ces troubles de la parole peuvent donc se caractériser ainsi :

1° Déformation de la parole par suite d'une cause étrangère à l'articulation proprement dite ;

2° Possibilité d'une émission correcte de chaque son, lorsque l'action déformante vient à cesser.

On comprend que le trouble inverse existe et qu'on lui reconnaisse les caractéristiques ci-après :

1° Impossibilité permanente d'émettre normalement une ou plusieurs articulations ;

2° Pas de trouble de la parole extérieur au mécanisme des sons.

Ce dernier trouble est celui dont nous avons à traiter ici. C'est à proprement parler le *défaut d'articulation*, c'est celui qui porte tantôt la dénomination de *blésité*, tantôt celle de *dyslalie*.

A l'audition, le *défaut d'articulation* se révèle de la manière suivante : au cours de l'émission de la parole, qui est normale en toutes ses autres parties, apparaît une incorrection affectant un son déterminé, ou plusieurs sons de la même famille, et cette incorrection se reproduit invariablement chaque fois que les mêmes sons doivent être articulés.

L'exemple le plus fréquent de blésité est sans contredit le *zézaiement*, cher à Tartarin, aux dames romaines, dit-on, aux duchesses du XVIIIe siècle et à nos Incroyables.

Nos zours sont comptés,
Il faut en zouir en sazes,

auraient-ils dit avec affectation et pour se donner un genre, en prononçant comme *z* le *j* et le *g* doux.

Il est des personnes qui disent de même, non point par mode ni par caprice, mais bien à cause de l'impossibilité où elles sont de dire mieux, et de se corriger par leurs seuls moyens. C'est à ces sujets intéressants que sont consacrés les efforts et les soins des orthophonistes.

En quoi consiste le *défaut d'articulation* dit *blésité* ou *dyslalie?* Quel est, au point de vue fonctionnel, son mécanisme ?

Le *défaut d'articulation* est la conséquence soit d'une *position fausse* prise par un organe au cours de l'émission d'un son, soit *d'un mouvement mal exécuté ou non exécuté*.

Que les lèvres, le voile du palais et surtout la langue n'atteignent point ou dépassent la position nécessaire à la formation d'un son, qu'ils se refusent à exécuter ou qu'ils exécutent maladroitement un mouvement indispensable à la production d'une articulation, et aussitôt notre oreille perçoit un défaut plus ou moins accentué.

Les conséquences de cette inhabileté des organes sont au point de vue phonique de trois ordres :

Lorsque les mouvements défectueux produisent un son, un bruit sans correspondance avec aucun son de notre langue, il y a véritablement et uniquement *altération*, *déformation* de l'articulation.

Mais il arrive fréquemment que le mouvement exécuté par erreur produit avec exactitude une articulation autre que le son à prononcer. Il s'ensuit une substitution d'un son à un autre, telle qu'on la trouve dans l'exemple de zézaiement cité plus haut. C'est alors le défaut d'articulation par *substitution.*

Enfin, lorsque les mouvements défectueux sont à ce point insuffisants qu'il n'en résulte aucun son perceptible pour l'oreille, le défaut d'articulation est dit par *omission.*

La phrase déjà citée peut nous servir encore ici d'exemple. Elle peut prendre, d'après les trois cas énoncés ci-dessus, l'une des formes suivantes :

1° Par suite de la *déformation* de *j* et *s* en une sorte de *chl* :

Nos *chl*ours *chl*ont comptés,
Il faut en *chl*ouir en *chlachles*.

2° Par suite de la *substitution* de *z* à *j* :

Nos *z*ours sont comptés,
Il faut en *z*ouir en sazes.

3° Par suite de l'*omission* de *j* et *s* :

Nos ..ours ..ont comptés,
Il faut en ..ouir en ..a ..es.

L'exposé qui précède permet de découvrir le défaut d'articulation, de le distinguer des autres troubles de la parole et de constater sous laquelle de ses trois formes il se manifeste. Voyons maintenant dans quelles conditions il prend naissance et par quel processus il s'accroît et s'installe chez le sujet qu'il frappe.

Le défaut d'articulation s'observe d'abord dans l'enfance. Il est naturel et fort commun dans la première période de la vie. Il n'est point d'enfant qui réussisse à apprendre la parole sans être affecté parfois de quelque blésité.

Mais quand le sujet est normal et que le milieu dans lequel il est élevé l'est aussi au point de vue de la parole, les défauts disparaissent à mesure que l'enfant grandit et se développe. Dès l'âge de 6 à 7 ans, certains parlent déjà avec une clarté et une correction remarquables, et, dans la plupart des cas, l'enfant ne dépasse pas sa dixième année sans avoir surmonté une à une toutes les difficultés qu'il a rencontrées dans l'étude longue et parfois pénible de la parole articulée.

Malheureusement il n'en est point toujours ainsi. D'abord *l'ambiance a pu être pernicieuse*. L'enfant a pu vivre au milieu de personnes frappées de troubles de la parole, troubles que par *simple imitation* il a contractés à son tour et conservés par la suite. Le cas est plus grave quand les parents eux-mêmes sont atteints et que par suite le sujet est victime de tares héréditaires.

Ailleurs, ce n'est plus l'enfant qui imite les parents, mais ces derniers qui, par jeu ou par marque irréfléchie de tendresse, ont parlé — et parlé trop longtemps — le langage enfantin du bébé. Inconsciemment, ils ont entretenu des défauts dont l'installation définitive devient plus tard une source de préoccupations et de difficultés.

Sans être aussi défavorable, le milieu où vit l'enfant est parfois simplement *indifférent*. On ignore autour de lui l'intérêt qui s'attache à la parole dès le premier âge, et l'on ne sait pas quelles améliorations il est possible d'obtenir grâce à des soins journaliers. Laissé à lui-même, jamais sollicité de mieux dire, le sujet s'habitue à ses incorrections; abandonné des autres, il s'abandonne lui-même à ses propres tendances, et cette fois encore, des défauts s'enracinent qu'il eût été facile de faire disparaître au moment opportun.

Mais le milieu est loin d'être toujours ou pernicieux ou indifférent. Dans nombre de familles, l'enfant reçoit au contraire quant à la parole, des soins attentifs, sinon toujours éclairés, suffisants quand même dans la très grande majorité des cas pour lui faire acquérir une parole correcte. Ses défauts lui sont signalés, ils sont combattus avec douceur et avec ténacité ; un effort sérieux est fait par le sujet lui-même pour vaincre la résistance que lui opposent ses organes, et pourtant il arrive que malgré tout des défauts ont subsisté.

Quelles causes incriminer alors et comment les découvrir ? Le défaut dans ce cas ne saurait être attribué à des influences extérieures et il faut bien admettre des causes inhérentes au sujet.

Tout d'abord une question se pose. Le sujet est-il sûr de *bien entendre* et par conséquent de bien connaître les articulations qu'il prononce mal ?

Il nous dira sur ce point son avis, mais nous resterons sceptiques, surtout s'il affirme avoir l'ouïe parfaite. Demandons si une différence existe pour son oreille entre le son mal articulé par lui et le même son prononcé correctement par nous. Ne soyons pas trop surpris s'il les déclare en tout semblables, car *l'insuffisance de l'oreille* est à la base de nombre de blésités. Elle se rencontre même dans des conditions si inattendues qu'on aurait pu croire inutile de l'y chercher. Témoin le cas suivant :

M. X... est musicien de talent, lauréat du Conservatoire, et vient consulter pour un défaut de prononciation. Peut-on le soupçonner d'insuffisance de l'ouïe ? Il le faut, et l'expérience montre que le soupçon était fondé. Les sifflantes ne sont pas différenciées à 0 m. 50 de l'oreille et à 2 mètres, elles ne sont plus entendues. Par contre les accords d'un piano lointain qui pénètrent à peine dans la pièce close et que personne ne perçoit d'abord attirent l'attention de son oreille ultra sensible aux sons musicaux.

Les exemples du même genre ne sont pas rares. Aussi, en ce qui concerne l'ouïe, n'ayons aucune idée préconçue : les constatations seules ont une valeur.

Si l'oreille est bonne, cherchons du côté des *déformations* possibles des organes de la phonation. Lèvres, mâchoires, dents, voûte palatine, voile du palais, langue seront tour à tour examinés et peut-être trouverons-nous dans la conformation plus ou moins anormale d'un organe la cause du défaut.

Rappelons les déformations les plus classiques :

Lèvres : lèvre inférieure pendante; lèvre supérieure trop courte et partant trop relevée ; bec de lièvre.

Mâchoires ; déviation de la mâchoire inférieure à droite, à gauche ; mâchoire inférieure projetée en avant; prognatisme.

Dents : Implantation défectueuse ; espaces interdentaires exagérés.

Langue : langue trop grosse, ramassée, bridée par un frein trop court.

Palais : palais surélevé (voûte ogivale) perforation palatine.

Voile du palais : voile trop court, trop bridé, perforé ou divisé.

Pharynx : pharynx étroit, végétations adénoïdes.

Larynx : larynx étroit, cordes vocales atteintes d'atrophie, d'hypertrophie, de nodules (1).

(1) L'examen du pharynx et du larynx sera fait par le laryngologiste.

Toutes ces déformations peuvent être ou congénitales ou acquises.

Les défauts d'articulation qu'elles entraînent sont très variés et ils intéressent dans leur ensemble tous les sons du langage.

Une dernière cause nous reste à examiner quand le sujet n'accuse pas plus de déformation organique que d'insuffisance auditive : c'est *l'incapacité fonctionnelle* qui reconnaît elle-même pour cause une lésion nerveuse périphérique ou centrale.

Un exercice bien approprié suffira souvent pour déceler l'incapacité fonctionnelle lorsqu'elle est de nature nerveuse et affecte la périphérie. On verra les lèvres se refuser à entrer en contact, ou n'y arriver qu'avec difficulté ; la langue inhabile à exécuter certains de ces mouvements, qu'elle accomplit à l'état normal avec tant de célérité : sortir de la bouche et y rentrer, se porter de côté et d'autre, se relever, se ramasser, s'effiler, s'étendre en largeur, se relever sur les bords en se creusant dans la ligne médiane, relever sa base en abaissant sa pointe, etc. ; on verra le voile du palais manquer en partie à sa fonction essentielle et ne pas ouvrir ou fermer dans une mesure exacte soit le passage buccal, soit le passage nasal.

Enfin, dans une forme plus grave, cette incapacité fonctionnelle se trouve généralisée (paralysie), ou bien elle se complique d'un état intellectuel éminemment préjudiciable (arriérisme). Ici la lésion nerveuse est centrale et les troubles qui en découlent déforment la parole au point de la rendre parfois presque incompréhensible.

Nous en avons terminé avec la recherche des causes des défauts d'articulation, causes qui se trouvent établies comme suit :

1° Enseignement défectueux de la parole ;
(milieu pernicieux, indifférent) ;

2° Insuffisance de l'oreille ;

3° Déformations congénitales ou acquises des organes vocaux ;

4° Incapacité fonctionnelle (lésions nerveuses périphériques ou centrales).

Quelle classification a-t-on donnée des défauts d'articulation ? Quelle terminologie leur est appliquée ?

Rien n'a été plus vague pendant fort longtemps Seuls les deux défauts les plus fréquents, le *zézaiement* et le *grasseyement*, ont reçu une dénomination précise et vulgarisée.

Les traités spéciaux reproduisent presque tous les dénominations de *clichement*, *chuintement*, *lallation*, *sesseyement*, mais en leur attribuant des sens si divers qu'il est parfois difficile de s'entendre.

Par contre, le mot *blésité*, si souvent employé, a vu sa signification s'étendre et se préciser. La *blésité*, ce fut d'abord l'adoucissement d'une consonne dure, puis ce mot fut appliqué à tous les défauts qui peuvent atteindre les consonnes et même à ceux des voyelles, de sorte qu'il prend actuellement la signification générale de *défaut d'articulation*. C'est dans ce sens que nous l'avons employé.

La classification fut longtemps tout aussi rudimentaire. Prenant pour guide, avec raison d'ailleurs, l'ordre de la plus grande fréquence des défauts, elle s'en tenait à l'étude des défauts communs et laissait le plus grand nombre à la fois sans appellation et sans définition.

Une étude plus approfondie de l'orthophonie a rendu nécessaire l'établissement d'une terminologie plus complète et d'une classification plus scientifique.

Les travaux d'ordre médical mettant en opposition les troubles de l'association des idées et des mots (dyslogies), les troubles de l'articulation d'origine centrale (dysarthries) avec ceux produits soit par des lésions périphériques ou des déformations, soit par des habitudes pernicieuses, ont dénommé ces derniers *dyslalies*. Ce terme devient ainsi synonyme de *défaut d'articulation* et de *blésité*.

On a pu ainsi établir une classification basée en premier lieu sur les causes des défauts, en second lieu d'après les organes phonateurs, et l'on a obtenu les dénominations suivantes :

1° Dyslalies par mauvaise éducation ;

2° Dyslalies mécaniques, savoir : dyslalie laryngée, dyslalie nasale et palatine, dyslalie linguale, dyslalie dentale, dyslalie labiale.

Suffisante pour une exposition générale du sujet, cette classification ne satisfait pas aux besoins de l'orthophonie, puisqu'elle ne descend point jusqu'au défaut qu'il faut corriger ni au son qu'il faut obtenir.

C'est ce dernier résultat qui fut poursuivi par l'attribution aux défauts fréquents, de dénominations tirées du grec. Mal prononcer L, c'est être affecté de *lambdacisme;* substituer à L une autre consonne, c'est le *paralambdacisme.* On a de même :

Le zigmatisme et le parazigmatisme (Z).
Le sigmatisme et le parasigmatisme (S).
Le rhotacisme et le pararhotacisme (R).

Le jotacisme et le parajotacisme (J).
Le gammacisme et le paragammacisme (G).
Le deltacisme et le paradeltacisme (D).
Le mytacisme et le paramytacisme (M).

Ces dénominations ont le mérite de la clarté et de la précision. Pourtant elles ne s'appliquent pas à tous les sons et par là restent insuffisantes.

En somme les défauts d'articulation peuvent atteindre les trente sons de notre langue, savoir :

Voyelles.

Voyelles pures { a, o, ou. / è, é, i. / eu, u.

Voyelles nasales { an / on, / in, / un.

Consonnes

Explosives muettes : p. t. k.
id. sonores : b. d. g.
Sifflantes muettes : f. s. ch.
id. sonores : v. z. j.
Linguales : l. r. ill.
Nasales : m, n. gn

Les consonnes sont plus souvent atteintes que les voyelles et chacune d'elles peut subir plusieurs déformations. Les défauts d'articulation sont de ce fait assez nombreux et de plus, étant données les causes qui les produisent, ils présentent une assez grande diversité.

Néanmoins tous les défauts d'articulation sont justiciables d'un traitement orthophonique approprié.

Leur redressement s'obtient grâce à des exercices d'orthophonie qu'une connaissance parfaite de la phonétique, et en particulier du mécanisme de la parole, permet d'instituer et de coordonner.

Chaque cas donne lieu à une étude approfondie du défaut :

1° dans ses effets,
2° dans son mécanisme.
3° dans ses causes.

C'est alors que sont déterminés les exercices propres à faire prendre aux organes *l'attitude physiologique* nécessaire (gymnastique préparatoire).

Le mécanisme normal obtenu, une nouvelle série d'exercices intervient pour faire passer à l'état d'*habitude* les mouvements d'abord volontairement et quelquefois difficilement produits. (Syllabation, mots, phrases ; lecture, conversation, diction).

Le traitement orthophonique vise donc :

1° A faire produire *volontairement* par le sujet le mécanisme normal de l'articulation à redresser.

2° A rendre *habituel* et *spontané* l'usage de ce mécanisme.

On peut se demander si le traitement orthophonique appliqué au redressement des défauts d'articulation est difficile à suivre, à quel âge il convient d'y recourir et quel résultat on est en droit d'en attendre.

Nous posons en principe que :

a) Le traitement orthophonique n'est pas difficile à suivre. — Nous voulons dire par là qu'il ne réclame pas d'aptitude spéciale et qu'il ne soumet le sujet à rien d'extraordinaire ni de pénible.

Le procédé est simple.

Le défaut étant bien déterminé, les explications nécessaires sont données sur le mécanisme à produire et, sous la direction du professeur, des tentatives sont faites par le sujet pour obtenir le résultat poursuivi.

Aucune contrainte n'est exercée sur les organes. L'orthophonie répudie toute intervention pouvant causer de la douleur. Aucun instrument n'est employé, si ce n'est l'inoffensive spatule, à laquelle on aura recours pour maintenir doucement une langue agitée, pour en repousser la pointe, ou encore pour relever avec précaution le voile du palais.

La difficulté à vaincre réside dans la résistance des organes. C'est à briser cette résistance que s'appliquent l'orthophoniste et son élève, le premier en graduant autant qu'il est possible les exercices qu'il indique, le second en mettant en jeu toutes ses qualités d'observation, d'imitation, de ténacité et de volonté.

On peut donc se soumettre aux exercices d'orthophonie *sans aucune appréhension.*

b) **Le traitement orthophonique convient à tous les âges.** — Il est à remarquer que les défauts de prononciation sont d'autant plus difficiles à redresser qu'ils sont plus anciens.

Dès qu'un enfant est susceptible d'application suffisante, il doit être soumis, quand il en est besoin, au traitement orthophonique. On voit des bambins de 8 ans se corriger en peu de temps de leurs défauts de prononciation.

De moins bien doués seront reportés d'une année ou deux, et on retardera également ceux qu'une cause passagère (faiblesse de constitution, chute des dents de lait) met dans l'impossibilité de travailler avec chance de succès.

En général les défauts qui apparaissent dans l'enfance doivent être combattus très sérieusement entre la 8e et la 15e année, et si, pour des causes diverses, ils subsistent après cette époque, le temps est venu d'entreprendre un traitement rationnel et énergique.

De la 15e à la 20e année le moment est en effet particulièrement favorable pour obtenir dans les cas difficiles une cure définitive.

Ceci ne veut pas dire que, passé cet âge, il faille renoncer à tout espoir de correction, mais les difficultés peuvent augmenter avec le temps et rendre le redressement ultérieur plus laborieux et plus long.

Pour la même raison, les défauts consécutifs à des déformations acquises par suite d'abcès, tumeur, traumatisme, paralysie partielle, seront traités aussitôt que l'état du malade le permettra.

Le public ne sait pas assez quelle aide précieuse, quel secours inespéré parfois, peuvent trouver dans l'orthophonie les adultes dont la parole se déforme accidentellement.

Citons un cas :

M. L. est atteint de paralysie partielle à 60 ans, et perd avec l'usage d'un bras et d'une jambe, l'usage de la parole. Son état s'améliore dans la suite : le malade peut marcher, se servir de sa main, écrire même les mots que son cerveau retrouve peu à peu, mais il reste incapable de parler : les images motrices de la parole se sont effacées.

L'entourage du malade s'arme de courage et de patience et s'acharne à réapprendre la parole au pauvre muet. Les voyelles reviennent assez rapidement, quelques consonnes sont retrouvées ensuite, puis les progrès deviennent insignifiants. Le malade et son entourage s'ingénient, travaillent et s'épuisent en vain : on ne sait plus que faire ni comment s'y prendre.

Le médecin conseille alors des leçons d'orthophonie. On les commence au plus tôt. Si seulement le malade pouvait appeler les siens autrement qu'en poussant des articulations imprécises qui déchirent le cœur de tous !

Le malade voudrait dire d'abord *Marie*. Il articule passablement *arie*, mais ne peut dire *m*. Le souvenir des efforts faits depuis deux mois sans succès pour restaurer ce son, le spectacle de cette impuissance, font couler les larmes de tous et le désespoir du malade n'est pas le moins déchirant. Il faut montrer que tout n'est pas perdu.

La leçon d'orthophonie commence :

« *M* n'est pas si difficile qu'il vous semble. C'est au contraire une des consonnes les plus faciles. Nous allons l'essayer.

« Voulez-vous fermer la bouche ? Fermez bien les lèvres sans toutefois les trop presser. Séparez un peu les mâchoires en tenant toujours les lèvres fermées.

« Maintenant, en gardant cette position, voulez-vous souffler par le nez ? C'est cela. Recommencez en soufflant moins fort et en faisant entendre comme moi un murmure dans la bouche. Prolongez ce murmure ; prolongez-le encore. C'est bien. Vous avez dit *M*.

Autour du malade et du professeur on se regarde, on s'étonne. Comment c'est cela *M* !

— « Oui, ce murmure quand la bouche est fermée, c'est *M*. Vous allez en avoir la preuve.

« Veuillez reproduire ce murmure et le prolonger, puis brusquement ouvrez la bouche et dites *a*, comme dans *ma*. Voilà, c'est parfait.

« Répétez plusieurs fois bien lentement : *ma, ma, ma*. Cela va très bien. Vous voici en état de dire *Marie* Essayez sans vous presser : *Marie*. Bien. Vous voyez, ce n'était pas aussi difficile que vous le croyiez. »

L'angoisse qui étreignait tous ces êtres chers les uns aux autres commence à se dissiper. Un rayon d'espoir éclaire les regards.

— « Comment, Monsieur, cela était si simple et nous avons cherché des mois sans succès ! Mais vous allez pouvoir lui rendre la parole ! Si nous avions su plus tôt ! »

En fait, si l'orthophonie s'exerce le plus souvent sur des sujets dans l'enfance et dans l'adolescence, elle est appelée parfois aussi au soulagement de l'adulte et même du vieillard.

c) **Dans la très grande majorité des cas, le traitement orthophonique donne des résultats très satisfaisants.** — Chez un certain nombre de sujets le défaut d'articulation se redresse avec une facilité qui peut surprendre. On est en droit de se demander comment un trouble qui cède et se réduit si vite a pu persister jusqu'à 12, 15 ans et même davantage.

En voici un exemple :

M. J... a 17 ans. Sa parole, qui ne manque point de distinction, est déparée par une prononciation très défectueuse du *g* dur. L'explosive linguo-palatale est remplacée par une explosive glottale accompagnée de raucité. Or, ce défaut est unique : les consonnes qui procèdent du même mécanisme que *g* sont correctes. Il faut donc attribuer le défaut à une mauvaise habitude prise dans l'enfance.

Dès la première séance, le *g* est obtenu et deux autres suffisent pour compléter la cure.

L'orthophonie est loin de triompher toujours avec cette élégante aisance.

Mlle C... a la parole emmêlée et pâteuse des personnes dont la langue manque d'agilité et elle est affectée surtout de zézaiement et de sessayement. D'ailleurs elle avance la langue entre les dents pour prononcer *s* et *z*. L'orthophonie intervient.

La correction de *s* et *z* s'obtient assez rapidement, mais *ch* et *j* se montrent rebelles à tout traitement. La cause ? Une innervation défectueuse de la langue qui, lorsque la bouche est ouverte, s'agite et se porte invariablement à droite. Aucun exercice de gymnastique linguale ne peut avoir raison de cette tendance. Jamais la langue ne reste un instant étalée et elle ne peut se creuser en son milieu pour se relever sur ses bords. Partant *ch* et *j* sont défectueux et si *s* et *z* ont pu être améliorés, c'est seulement en raison de la fermeture presque complète de la bouche qu'exigent ces deux sons ; la langue emprisonnée et retenue ne pouvant plus se porter à droite, le redressement a été possible.

Entre ces deux cas extrêmes, situés pour ainsi dire aux deux pôles du traitement orthophonique, vient se placer la très grande majorité des défauts d'articulation. En général ils ne sont pas aussi aisément réduits que le premier, mais ne présentent pas non plus le caractère en partie incoercible du second.

Quand le sujet, normalement doué, donne au professeur une collaboration entière et est soutenu par le désir ardent d'améliorer sa parole ; quand il suit scrupuleusement les indications qui lui sont données et qu'autour de lui tout concourt au même but, après des efforts plus ou moins prolongés, le redressement s'opère.

Les insuccès sont assez rares pour qu'il ait été permis d'écrire et que nous puissions redire :

« Tous ces troubles sont justiciables d'un traitement orthophonique bien entendu (1). »

Résumé

Dénominations. — Les *défauts d'articulation* proprement dits portent encore les dénominations de *blésités* et de *dyslalies.*

Caractère spécifique. — Ils sont caractérisés par l'impossibilité *permanente* d'émettre normalement une ou plusieurs articulations.

Mécanisme. — Au point de vue fonctionnel le défaut d'articulation est constitué soit par une *position fausse* des organes, soit par un *mouvement mal exécuté* ou *non exécuté* au cours de l'émission de la parole.

Formes. — Ce trouble prend les trois formes suivantes :

1° *Altération* d'une articulation.

2° *Substitution* d'une articulation à une autre.

3° *Omission* d'un son ou d'une articulation.

Causes. — Le défaut d'articulation reconnaît pour causes :

1° *Un enseignement défectueux* de la parole (milieu indifférent ou pernicieux) ;

2° L'*insuffisance de l'oreille* qui est à la base de nombre de blésités ;

3° Des *déformations congénitales ou acquises* des organes vocaux ;

4° *L'incapacité fonctionnelle* des organes par suite de lésions nerveuses périphériques ou centrales.

(1) Castex, *Maladies de la voix*, p. 227.

Classification. — Elle a passé par trois stades :

1° Les troubles les plus fréquents ont reçu d'abord des appellations particulières (zézaiement, grasseyement, chuintement, etc.), mais cette terminologie, d'ailleurs insuffisante, est loin d'être attribuée aux mêmes troubles par tous les auteurs, d'où des confusions regrettables.

2° La classification générale des troubles de la parole en *dyslogies, dysarthries, dyslalies* a rangé parmi ces dernières la plupart des défauts proprement dits de l'articulation, et l'on a distingué:

Les dyslalies par suite de mauvaise éducation.

Les dyslalies mécaniques (labiales, linguales, etc.).

Cette classification ne descend point jusqu'au défaut qu'il faut corriger, ni au son qu'il faut obtenir et, partant, ne satisfait pas aux besoins de l'orthophonie.

3° La terminologie tirée du grec (*zigmatisme et parazigmatisme, etc.*), vise à ce résultat, mais elle ne s'applique qu'aux sons le plus fréquemment altérés.

En somme le défaut d'articulation peut atteindre l'un quelconque des trente sons de notre langue sous les trois formes sus-indiquées : *altération, substitution, omission.* Il s'ensuit que les défauts d'articulations sont nombreux et l'on voit que les classifications proposées jusqu'ici sont insuffisantes et incomplètes.

Redressement. — Le redressement du défaut s'obtient grâce à des exercices d'orthophonie qu'une connaissance parfaite de la phonétique, et en particulier du mécanisme de la parole, permet d'instituer et de coordonner.

Examen du défaut. — Le trouble est l'objet d'un examen et d'une étude approfondis :

1° Dans ses effets ;

2° Dans son mécanisme ;

3° Dans ses causes.

Exercices. — Les exercices comportent la graduation suivante : *articulation du son isolé, syllabes, mots, phrases ; lectures, conversation, diction.*

But du traitement. — Le traitement orthophonique vise :

1° A faire produire *volontairement* d'abord le mécanisme normal de l'articulation à redresser.

2° A rendre *habituel* et *spontané* l'usage de ce mécanisme.

Le traitement orthophonique est facile à suivre. Il ne réclame du sujet que des qualités ordinaires d'observation d'imitation, de ténacité, de volonté.

De plus il répudie toute contrainte douloureuse. On peut donc se soumettre aux exercices orthophoniques sans appréhension.

IL CONVIENT A TOUS LES AGES. — En principe, les troubles qui frappent l'enfance doivent être combattus dès que le sujet est capable d'une attention suffisante. Si, pour des causes diverses, le défaut subsiste après l'âge de 15 ans, le moment est venu d'entreprendre un traitement rationnel et énergique.

L'orthophonie est appelée à rendre des services à l'adulte et même au vieillard lorsqu'ils sont atteints de déformations accidentelles ou de troubles consécutifs à un état pathologique récent.

RÉSULTATS. — Rapides et définitifs en bien des cas, les résultats sont obtenus dans la majorité des autres cas, grâce à une collaboration étroite du professeur et de l'élève, et les insuccès (dus à des lésions nerveuses) sont assez rares pour qu'on ait pu dire : *Tout défaut d'articulation est justiciable d'un traitement orthophonique approprié.*

Méthode générale pour la correction des défauts d'articulation

PAR

ÉMILE LESIEUX

Professeur à l'Institution Nationale des Sourds-Muets
et au Cours d'orthophonie.

Nous n'exposerons ici qu'une méthode générale de correction des défauts d'articulation. Nous n'indiquerons — et cela, au fur et à mesure de la description des défauts — que peu de procédés particuliers ; ceux-ci, en effet, sont aussi nombreux que les professeurs et aussi variés que les défauts eux-mêmes. L'observation attentive de la cause du mal suggérera au maître expérimenté des exercices spéciaux à chaque cas, mais qui partiront toujours de principes généraux déterminé.

1° ***Détermination des défauts à corriger***. — *a*) Faire prononcer, lentement et sans exagération, tous les éléments phonétiques, d'abord seuls, puis précédés ou suivis d'un autre élément.

b) Lecture à haute voix.

c) Conversation.

Le professeur notera au passage les articulations défectueuses; il les reprendra successivement pour connaître avec exactitude la position que prennent les organes de la parole, les mouvements qu'ils exécutent, la direction et la nature du souffle, dans la prononciation de ces éléments.

d) Se rendre compte de l'état de perfection de l'ouïe.

Maurice P..., 7 ans, substituait *t* et *d* à *k* et *g*. Il ne différenciait pas ces éléments à l'oreille. Lorsqu'on prononçait table et câble, il désignait une table dans les deux cas.

Cette imperfection de l'ouïe est encore assez fréquente.

2° ***Correction des défauts.*** — *a*) Choisissant un élément défectueusement articulé, et se plaçant devant une glace avec son élève, le professeur lui en montrera sur soi-même le mécanisme type (1) dans ce qu'il a de perceptible à l'œil.

b) Par les sensations tactiles, il lui fera connaître la direction et la nature du souffle (explosion, sifflement, sonorité, etc.).

Si le degré d'instruction du sujet le permet, le maître pourra également présenter des dessins reproduisant la position des organes de la parole,

c) Il invitera ensuite l'élève à reproduire en s'observant dans la glace et en se servant du toucher, le mécanisme-type de l'élément simple que l'on vient d'étudier.

d) Dans le cas d'une rééducation auditive nécessaire, dès que l'articulation défectueuse sera parfaitement émise, le professeur la signalera, en quelque sorte, à l'attention de l'oreille pour en assurer désormais la différenciation.

e) L'élément étant prononcé de façon correcte, il s'agit de le fixer. Pour cela, on fera des exercices de syllabation simple — directe et inverse — de syllabation composée afin d'habituer les organes aux multiples variations que subissent les voyelles et les consonnes selon l'élément phonétique qui les précède ou qui les suit.

Puis viendra la prononciation de mots, de phrases renfermant surtout l'élément corrigé.

On terminera par la lecture, par la récitation et enfin par la conversation.

Les exercices de syllabation, de prononciation, de lecture, etc., seront exécutés d'abord sur un rythme lent ; on augmentera ensuite progressivement la vitesse du débit vocal. Il importe grandement de procéder à un entraînement méthodique et exempt de toutes graduations brusques pour amener le sujet à placer spontanément ses organes comme il convient.

f) Le professeur aura à surveiller la manière de respirer de l'élève ; il exigera de lui — c'est essentiel — la respiration pro-

(1) Nous dénommons ainsi la position et les mouvements des organes vocaux moyennant lesquels on peut arriver synthétiquement à une émission correcte des éléments phonétiques.

Mais nous n'entendons pas dire par là que ces positions et ces mouvements soient absolument indispensables.

fonde et bien rythmée qui est indispensable à un souffle nourri et régulier.

Si besoin en est, il procédera à des exercices respiratoires.

g) Le maître doit pouvoir compter d'une façon absolue sur l'entourage de l'élève, pour le surveiller, le rappeler à l'ordre, le corriger et le faire se corriger.

On ne guérit pas un défaut de prononciation chez un enfant avec autant de facilité qu'on lui enlève une dent de lait. C'est, au contraire, affaire d'attention soutenue et d'efforts persévérants. A ce prix seul,on obtiendra une guérison assurée et généralement assez rapide.

h) Toutes les fois que les organes de la parole ne pourront,par suite de lésions, lésions anatomiques ou physiologiques occuper les positions ou exécuter les mouvements nécessaires à chacun des éléments phonétiques, il s'ensuivra des défauts d'articulation.

Nous avons énuméré plus haut ces sortes de lésions. Avant de corriger les défauts qui en sont la conséquence, on est souvent dans l'obligation d'avoir recours à un traitement médical ayant pour but de remédier: 1° à une déformation ou à une malformation ; 2° à un état de faiblesse localisée ou étendue.

Après cela, le professeur soumettra les organes vocaux à une gymnastique spéciale dont les exercices rappelleront et tendront à imiter les positions et mouvements des lèvres, des mâchoires, de la langue, du voile du palais, etc., dans l'émission de la parole.

Cette gymnastique sera d'un important et merveilleux secours pour rendre aux organes les aptitudes fonctionnelles utiles. Ceci obtenu, on suivra les indications de la méthode de correction.

PRINCIPAUX DÉFAUTS D'ARTICULATION

Voyelles.

Nous ne nous occuperons pas, dans ce chapitre, des altérations qui ont pour origine les déformations ou les vices fonctionnels des organes producteurs ou modificateurs du son (raucité vocale, voix infantile, voix de fausset, voix nasale,etc.), soit de mauvaises habitudes ou l'influence du milieu (bredouillement, accent de terroir, accent étranger, etc.); ces altérations sont traitées dans d'autres parties de cet ouvrage.

Nous retiendrons seulement l'omission des voyelles. Elle est assez rare et elle se rencontre chez les personnes qui parlent trop vite et surtout chez les individus anormaux.

On corrigera ce défaut par des exercices de syllabation rythmée ; on pourra utiliser le métronome pour maintenir le rythme donné et faire mécaniquement porter l'accentuation sur les voyelles ; puis — comme il est indiqué à la méthode générale — on fera scander des phrases et on terminera par la lecture à haute voix sur un mode lent et ensuite plus rapide et enfin par la conversation. Le professeur habituera son élève à une respiration large et régulière.

Cette prononciation défectueuse disparaît assez aisément lorsqu'elle est occasionnée par des habitudes d'inattention ; il n'en est pas de même chez les anormaux qui, très fréquemment, oublient d'une leçon sur l'autre ce qui leur a été enseigné.

Avec ces infirmes, le maître devra s'astreindre à des exercices nombreux et répétés, à des retours méthodiques et continuels en arrière et se contenter de progresser avec une sage lenteur.

L'émission incorrecte des consonnes rend la parole encore davantage incompréhensible que les défauts dans la prononciation des voyelles.

Consonnes.

Nous commençons par les consonnes *s*, *z* et *ch*, *j*, parce que ce sont celles dont l'altération se rencontre le plus communément ; cette altération est aussi, à notre avis, celle qui est la plus insupportable ; sincèrement, il faut être doué d'une grande indulgence ou d'un réel empire sur soi-même pour ne pas sourire ou pour n'être pas agacé en écoutant la conversation des personnes qui zozotent, qui zézaient, qui clichent ou qui chuintent.

S, Z.

Les consonnes *s* et *z* sont des consonnes continues et sifflantes.

S. — *Mécanisme pour la prononciation correcte de S.*

a) le voile du palais est relevé ;

b) la langue touche par ses bords la couronne alvéolaire des dents supérieures jusqu'aux canines ; elle est légèrement creusée en sillon dans son milieu ; sa pointe est abaissée et arc-boutée derrière les incisives inférieures ;

c) les dents sont très rapprochées sans se toucher et la mâchoire inférieure se place légèrement en arrière de la mâchoire supérieure ;

d) les commissures des lèvres sont tirées en arrière comme dans *i* ;

e) le souffle pressé dans l'étroit passage qui existe entre la langue et le palais vient se briser avec force contre les incisives inférieures en produisant le bruissement strident caractéristique du *s* ; le souffle est froid et plongeant.

Z. — Le *z* est une consonne douce dont le mécanisme est le même que celui de *s* ; l'émission du souffle est, en surplus, accompagnée de vibrations laryngiennes.

DÉFAUTS DE PRONONCIATION DE S ET DE Z.

I. Altérations. — *a)* La pointe de la langue insuffisamment abaissée derrière les incisives inférieures dépasse entre les dents ; le souffle sort difficilement ; le *s* et le *z* sont défectueux. C'est le zozotement ; d'aucuns disent le blésement.

b) Les bords de la langue, trop mollement appuyés aux molaires supérieures, les commissures des lèvres trop faiblement appliquées sur les dents permettent à une partie du souffle de s'échapper par les côtés de la bouche. On trouve alors un *s* ou un *z* plus ou moins mélangé d'un bruissement des joues qui rappelle celui particulier à *l*.

Ex : un abc (slsl)ès s (lslc) ous l'ais (lsls)elle.
(un abcès sous l'aisselle).

Cette altération se produit identiquement pour *ch* et *j*. C'est le *clichement* ou *chuitement*.

c) Parfois, une partie du souffle se dirige par les fosses nasales et occasionne une sorte de nasonnement ; ce défaut est assez rare et il est plus fréquent pour *z* que pour *s* ; cela tient à un abaissement du voile du palais ; cette altération est propre aux fissures palatines plus ou moins accentuées.

II. Substitutions. — *a)* *Ch* ou *tch* pour *S* — *j* ou *dj* pour *z*.

Ex : un achachinat — on a bejoin
(un assassinat — on a besoin)

Ce défaut est appelé *chuintement*, *charabia*, *jotacisme*.

b) *T* pour *s* — *d* pour *z*.

Cette substitution est fréquente chez les petits enfants et chez les arriérés de tout âge.

totiton — déro.
pour saucisson — pour zéro.

c) *F* pour — *v* pour *z*.

finq, fept — les fiveaux
pour cinq, sept, — pour les ciseaux.

d) Enfin, mais peu souvent,

k pour *s* — *g* pour *z*.
et *z* pour *s*.

III. **Omission.** — Le défaut est parfois causé par la simple omission de la consonne.

La..ie pour la scie.

IV. **Correction.** — On procédera à la correction des défauts de prononciation de *s* et de *z* par la méthode générale que nous avons exposée plus haut.

CH et J.

Les consonnes *ch* et *j* sont, comme *s* et *z*, des consonnes continues et sifflantes.

CH. — *Mécanisme-type pour la prononciation correcte du* ch.

a) Le voile du palais est relevé.

b) La langue touche le palais sur une moins grande surface et laisse par conséquent à l'air un passage moins étroit que pour *s*; la pointe s'abaisse et vient se poser à quelques millimètres en arrière des incisives inférieures. On peut obtenir aussi le *ch* en faisant relever la pointe de la langue dans la direction des incisives supérieures ; dans ce cas, la base de la langue s'aplatit ; cette position différencie plus nettement le *ch* du *s* et rend plus difficile la substitution de l'une à l'autre ; mais il arrive fréquemment que la pointe de la langue trop levée produit, lors du passage du *ch* à la voyelle qui suit, une espèce de *l* interposé : *ch-l-a* pour *cha*.

c) Les dents sont sensiblement sur un même plan vertical et moins rapprochées que pour *s*.

d) La position des lèvres donne à cet élément son caractère visible particulier ; elles sont avancées en entonnoir évasé laissant entrevoir les incisives supérieures et inférieures du milieu.

e) Le souffle trouve dans la disposition des organes un canal de sortie assez large ; la surface de frottement étant plus étendue, le souffle est moins strident, plus nourri et plus chaud que pour *s*.

J. — Le *j* est une consonne douce dont le mécanisme est semblable à celui de *ch* : l'émission du souffle est, en surplus, accompagnée de vibrations laryngiennes.

DÉFAUTS DE PRONONCIATION

I. Altérations. — *a*) Une partie du souffle s'échappe latéralement dans les joues ; la pureté du sifflement caractéristique de *ch* est altérée ; c'est le chichement ou chuitement analogue à celui qui se produit dans l'altération du même genre pour *s* et *z*.

b) La pointe de la langue n'est pas assez reculée et le *ch* ressemble au *s* et le *j* au *z*.

c) Une partie du souffle sort par les fosses nasales ; défaut peu commun et moins rare pour *j* que pour *ch*.

II. Substitutions. — *a*) *S* pour *ch* et *z* pour *j*.

Ce défaut est appelé *sesseyement* (*s* pour *ch*) et *zézaiement* (*z* pour *j*), :

Le sapeau	Ze suis
pour le chapeau	pour je suis.

Le zézaiement est beaucoup plus répandu que le sessayement et plus fréquent chez les femmes que chez les hommes. Ce vice de prononciation fut à la mode sous le Directoire ; il était de bon ton chez les Incroyables de zézayer d'une façon ridicule ; il y eut même des journaux imprimés en cette nouvelle manière de s'exprimer. Dès 179[illegible], le *Journal de Paris* décrivait cette maladie qui semblait sévir sur la jeunesse et comme les Muscadins prononçaient « Sexa » « pour qu'est-ce que c'est que cela, l'appelait la maladie du « Sexa ».

On trouve, en outre, pour *ch* et pour *j*, des substitutions identiques à celles que l'on rencontre pour *s* et *z* et ceci est le fait de l'analogie qui existe entre le mécanisme de *ch* et *j* et celui de *s* et *z*.

III. Omission. — Les consonnes *ch* et *j* ne sont pas prononcées ou sont remplacées par une espèce d'expiration gutturale accentuée rappelant celle du *ch* allemand. On trouve ce défaut chez les personnes qui respirent peu profondément car le *ch* et *j* exigent une grande dépense de souffle.

IV. Correction. — La correction des défauts de prononciation de *ch* et *j* se fera comme pour ceux de *s* et *z* d'après la méthode générale indiquée ci-dessus.

K (c dur, qu) et Gu (g dur).

K. — Les consonnes *k* et *gu* sont des explosives linguo-gutturales et parfaites.

Mécanisme-type pour la prononciation correcte du k :

a) Le voile du palais est relevé.

b) La langue se recule et se soulève à sa base qui vient s'appliquer contre le voile du palais ; l'occlusion pharyngienne est complète.

c) Le souffle pressé dans le pharynx s'échappe en explosion gutturale dès que la langue s'abaisse.

G. — Le *gu* est semblable au *k* (*q*, *c* dur) mais son émission est accompagnée de vibrations laryngiennes qui cessent avec l'explosion.

Défauts de prononciation (*gammacisme*).

I. Altérations. — *a*) La langue est insuffisamment appliquée sur le voile du palais ; l'occlusion est incomplète ; on a alors une sorte de *r* guttural.

b) Le voile du palais s'abaisse au moment de l'explosion et l'on entend *cn* ou *gn*.

II. Substitutions. — La plus ordinaire est la substitution de *t* et *d* à *k* et *g*. C'est ce que certains auteurs dénomment paragammacisme.

La grande majorité des enfants, tout au moins lorsqu'ils commencent à parler, font cette substitution.

un touteau pour un couteau

Ils se corrigent généralement seuls ; malgré cela, nous conseillons aux parents d'essayer de faire disparaître ce vice de prononciation dès son apparition ; il est parfois symptomatique d'une imperfection de l'ouïe qui est à surveiller ; et on le guérira d'autant plus facilement qu'il sera moins ancien.

Aussi bien, ce que nous disons ici pour *k* et *g* peut se répéter pour tous les autres éléments phonétiques plus ou moins mal articulés.

III. Correction. — On se reportera aux indications de la méthode générale.

Nous signalerons en outre à propos de la substitution de *t* et *d* à *k* et *g* le moyen mécanique qui consiste, le sujet prononçant *t* et *d*, à repousser la langue, avec un crayon, avec le petit doigt, vers l'arrière-bouche. Le *k* et *g* viendront presque toujours alors de façon satisfaisante. On maintiendra ainsi la langue le temps nécessaire à plusieurs répétitions, on fera appel au contrôle de l'oreille et dans la majeure partie des cas le *k* et le *g* ainsi obtenus demeureront acquis.

Si l'émission de *t* et *d* pour *k* et *g* est due soit à la paresse, soit à la faiblesse, soit à la paralysie de la langue, une gymnastique spéciale de cet organe sera indispensable.

L.

La consonne *l* est une consonne linguale sonore, mi-sifflante, mi-explosive.

Mécanisme-type pour la prononciation directe de **l**.

a) Le voile du palais est relevé.

b) La partie postérieure de la langue reste étendue entre les molaires inférieures ; la pointe assez largement aplatie — mais moins que pour *n* — vient se placer contre les alvéoles des incisives supérieures, puis, elle se détache brusquement du palais et vient se placer derrière les incisives inférieures.

c) Les dents sont écartées d'une distance environ égale à l'épaisseur d'un crayon ordinaire.

d) Le souffle, qui est accompagné de vibrations laryngiennes, trouve une voie d'échappement de chaque côté de la pointe relevée de la langue ; il fait légèrement vibrer les parois des joues ; puis, trouvant subitement voie libre par suite de l'abaissement rapide de la pointe de la langue, il sort en produisant une légère explosion.

Défauts de prononciation (*Lambdacisme, Lallation*).

I. Altérations. — L'altération de *l*, élément phonétique très fréquent dans les mots de la langue française, rend le langage fort incompréhensible. La plus commune consiste dans la prononciation d'une espèce de *n*.

Ce défaut est causé par ce que la langue trop aplatie à sa partie antérieure touche une trop grande étendue de la couronne alvéolaire des dents supérieures et qu'elle réalise ainsi une occlusion presque complète de la bouche ; le souffle peut à peine sortir par cette voie ; il se dirige en partie par le nez dont les vibrations sonores s'ajoutent à celles du larynx et remplacent presque entièrement celles des joues ; on a, dans ce cas, un élément hybride participant à la fois de *n* et de *l*.

II. Substitution. — Celle que l'on rencontre le plus communément est un *n*, bien caractérisé pour *l*. Dans ce cas, il ne sort plus du tout de souffle par la bouche.

Ornéans pour Orléans.

III. Correction. — On procédera d'après les indications de la méthode générale. Le point le plus important est d'amener le sujet à émettre son souffle par la bouche : on lui fera ensuite relever la pointe de la langue en continuant d'émettre le souffle muet et continu par la bouche ; puis on y ajoutera les vibrations laryngiennes et on provoquera les vibrations des joues en les tapotant légèrement avec le doigt ; enfin, on essaiera l'explosion finale.

La correction de ce défaut est assez longue et exige de la part du maître beaucoup d'ingéniosité et de la part de l'élève une grande énergie.

Nous ne croyons pas à l'efficacité du moyen qui consiste à pincer le nez pour empêcher le souffle de sortir par cette voie. Ce procédé mécanique peut être utile à la démonstration mais non à la guérison. Le défaut reparaît dès qu'on n'emploie plus le procédé. En général, et nous nous trouvons d'accord avec d'autres spécialistes, il est préférable de n'employer que des moyens scientifiques basés sur la physiologie. Il faut que le sujet arrive de lui-même, par des exercices qui constitueront un entraînement vers la spontanéité, à disposer ou à faire mouvoir ses organes comme il convient d'une manière de plus en plus parfaite. Les premiers résultats se feront sans doute plus attendre, mais lorsqu'ils seront obtenus, la guérison complète sera plus rapide et plus assurée.

R.

La consonne *r* est une consonne vibrante, linguale ou gutturale, et continue.

Il y a, en effet, deux sortes de *r* : le *r* lingual et le *r* guttural.

R LINGUAL. — *Mécanisme-type pour la prononciation correcte du r lingual.*

a) Le voile du palais est relevé.

b) La langue touche latéralement les premières molaires supérieures ; sa pointe se dresse, entièrement libre, vers le palais à la hauteur de la base des incisives supérieures ; comme on le voit, la langue occupe une position tout à fait inverse de celle qu'elle prend pour la consonne *l*.

c) La bouche est entr'ouverte comme pour *l*.

d) Le souffle, accompagné de vibrations laryngiennes, fait vibrer la pointe de la langue en des oscillations rapides. Le nombre de ces oscillations serait de 70 à 80 par seconde.

Le *r* lingual est le seul admis au théâtre tant pour le chant que pour la déclamation.

R GUTTURAL. — *Mécanisme-type pour la prononciation correcte du* r *guttural.*

a) Le voile du palais est relevé.

b) La langue est étendue sur le plancher de la bouche.

c) La bouche est entr'ouverte comme dans le *r* lingual.

d) Le souffle sonore fait osciller rapidement la luette, ce qui produit des vibrations à l'entrée du gosier, d'où l'appellation de *r* guttural.

Le *r* guttural exige moins d'effort que le *r* lingual ; les vibrations sont moins nombreuses ; leur chiffre serait de 38 à 50 par seconde.

Les Italiens et les Espagnols émettent le *r* lingual ; on le trouve dans les régions du centre et du nord de la France ; à Paris et dans le midi de la France on émet le *r* guttural.

DÉFAUTS DE PRONONCIATION (*rotacisme*).

1. **Altérations.** — Le *r* lingual est parfois exagéré ; c'est le défaut de la généralité des sourds-muets. Le professeur fera constater au toucher l'importance et la durée des vibrations ; il exercera son sujet de préférence sur des syllabes simples et inverses :

ar, *or*, *our*, *oir*, etc.

Tant que le *r* guttural reste doux — ainsi qu'il est généralement articulé à Paris — il est difficile de soutenir que ce soit là un défaut de prononciation.

Mais lorsqu'il est fort accentué — tel qu'on le rencontre souvent en Provence — il est plus semblable à un râclement du gosier — tel le *ch* ou le *r* allemand — qu'à un roulement. Ce défaut est dénommé *grasseyement* (du latin *crassus* épais). Dans le patois picard, on dit « parler à crasse langue ». Le grasseyement est en général le résultat d'une exagération voulue ou due à l'influence du milieu ; il est par suite assez facile de s'en déshabituer. Mais de là à le remplacer par le *r* lingual, il y a longue distance et grandes difficultés que d'aucuns n'arrivent jamais à vaincre. C'est l'opinion de tous les auteurs et de tous les professeurs.

Une grande quantité de procédés mécaniques ont été préconisés pour arriver à faire prononcer le *r* du bout de la langue. Nous rappellerons seulement ici, et tout à fait sommairement, que celui de Talma encore employé dans les Conservatoires de musique, le *r* guttural n'étant pas, on le sait, toléré au théâtre.

Ce procédé consiste à prononcer un nombre infini de fois et de plus en plus vite les deux consommes *td, td, td* auxquelles on ajoute un roulement guttural qui peu à peu gagnerait la langue. Ce moyen est ingénieux, si l'on veut, et assez rationnel, — *t* et *d* se prononçant du bout de la langue comme *r* — il est, à coup sûr, long, compliqué et d'une efficacité douteuse.

Notre expérience nous permet de soutenir que le procédé le plus sûr, c'est le plus simple ; c'est-à-dire celui qui consiste à faire constater par la vue et le toucher la position de la langue et la nature particulière de ses mouvements dans le *r* lingual, puis d'essayer de les faire reproduire.

Nous conseillerons aussi l'adjonction de consonnes douces : *brr, brr.., drr, drr...*

II. Substitutions. — La substitution la plus fréquente est celle de *l* à *r*. Il n'y a guère de petit enfant qui n'ait, si peu que ce soit, dit :

une laquette pour une raquette.

C'est également le défaut des nègres qui parlent un français enfantin.

On rencontre aussi *n* pour *r*.

III. Omission. — L'omission de la consonne *r* est assez commune. En particulier, les créoles et les nègres qui parlent notre langue omettent presque tous de prononcer le *r*.

Rappelons que « les Incroyables » supprimaient le *r*.

Ma paole d'honneu,
pour ma parole d'honneur.

IV. Correction. — On essayera de donner le *r* lingual comme nous l'avons indiqué ci-dessus ; à son défaut, on se contentera du *r* guttural peu accentué, plus facile à obtenir ; le plus souvent, il sera, pour cela, suffisant de faire constater les vibrations de la gorge qui se propagent au cou.

Le gargarisme est un moyen mécanique parfois employé ; son efficacité n'est pas indiscutable.

T et D.

Les consonnes *t* et *d* sont des explosives linguo-dentales et parfaites.

T. — *Mécanisme-type de la prononciation de* t.

a) Le voile du palais est relevé.

b) La langue est appliquée dans tout son pourtour contre les dents supérieures et réalise complètement l'occlusion buccale.

c) Les dents sont rapprochées.

d) Les lèvres sont entr'ouvertes.

e) Le souffle est emprisonné entre le palais et la langue dont la pointe s'abaisse brusquement pour venir se placer derrière les incisives inférieures ; il se produit alors une explosion contre les dents supérieures.

D. — Le mécanisme est le même que pour *t* ; la pression de la langue est toutefois moins accentuée et l'explosion est précédée et accompagnée de vibrations laryngiennes.

DÉFAUTS DE PRONONCIATION (*deltacisme*).

I. Altérations. — On rencontre *ts* pour *t* et *dz* pour *d*.

Ce défaut a pour origine une mauvaise position de la langue qui est placée au tranchant des incisives supérieures, au lieu d'être appliquée à leur face interne ; sous la poussée du souffle, la langue cède, et simultanément à *t* et *d*, d'ailleurs fort adoucis, il se produit un bruissement qui se rapproche du *s* ou du *z*, tels qu'ils sont prononcés dans le zozotement.

D'aucuns affectent de prononcer ainsi *t* et *d* pour donner à leur parole une certaine allure exotique (analogie avec le *th* anglais).

On trouve aussi *nt* pour *t* et *nd* pour *d*.

Le ntapis pour le tapis.

Cette émission défectueuse a pour cause un abaissement du voile du palais qui laisse échapper, antérieurement à l'explosion, une partie du souffle par le nez.

II. Substitutions. — Elles sont assez rares et très diverses ; on a le plus souvent le *k* et *g* pour *t* et *d*.

Un crain pour un train.

Nous avons pu observer cette substitution chez un tout jeune enfant de notre entourage immédiat.

III. **Omissions.** — Elles sont plus fréquentes que les substitutions.

IV. **Correction.** — On se basera sur la méthode générale que nous indiquons.

Certains praticiens conseillent de faire mettre et de serrer la pointe de la langue entre les dents, puis de la retirer rapidement ; c'est une position incorrecte et peu gracieuse qu'on ne doit adopter que comme dernier pis-aller.

F-V.

Le *f* et le *v* sont des consonnes continues et sifflantes.

F. — *Mécanisme-type pour la prononciation correcte de f.*

a) Le voile du palais est relevé.

b) La langue est relevée légèrement par ses bords qui touchent les dernières molaires supérieures; sa pointe est placée à la base des incisives inférieures.

c) Les dents sont très rapprochées ; la mâchoire inférieure se porte un peu en arrière de la mâchoire supérieure lors de l'émission du souffle.

d) Les commissures des lèvres sont faiblement écartées ; la lèvre d'en haut est relevée et laisse apercevoir les incisives supérieures, à la pointe desquelles la lèvre inférieure vient se placer en les frôlant au moment de la sortie du souffle.

e) Le souffle vient se briser sur les incisives supérieures ; il sort en frottant sur la lèvre d'en bas ; ce frottement adoucit le bruissement et donne sa caractéristique au *f* ; l'air est plongeant et froid ; il s'échappe sur toute la longueur des incisives.

V. — La consonne *v* est produite par un mécanisme identique à celui du *f* ; l'émission du souffle est accompagnée de vibrations laryngiennes continues.

DÉFAUTS DE PRONONCIATION

I. **Altérations.** — Si les incisives supérieures appuient trop fort sur la lèvre inférieure, le souffle s'échappe avec peine et l'élément se trouve devenir *p* ou *bv*, par suite d'une légère explosion préalable et nécessaire pour livrer passage à l'air.

Si le *f* est mélangé de *s*, c'est que la pointe de la langue est trop relevée et trop avancée.

II. **Substitutions.** — Il n'y a guère que *s* et *z* qui se substituent *f* et *v*.

la ziande pour la viande.

III. **Correction.** — La correction des vices de prononciation de *f* et *v* que nous signalons est relativement aisée en raison de la visibilité de la position et des mouvements des organes. On procédera à cette correction d'après la méthode générale que nous avons établie.

Associations de consonnes.

Les associations de consonnes — ou symphones — appartiennent :

1° à une même syllabe,

symphones doubles :

Ex. : *pl, fl, cl*, etc. ; *pr, fr, cr*, etc. : *sp, st, sc*, etc. ;
dans plat, prune, statue

symphones triples :

Ex. : *sfl, spl, scl*, etc. ; *spr, sfr, scr*, etc.
dans splendeur, sclérose, Strasbourg ;

2° à des syllabes consécutives,

symphones doubles :

Ex. : *cp, ct, cs*, etc. ; *lp, lt, ls*, etc. *rp, rt, rt*, etc. ;
dans insecte, Alpes, orteil

symphones triples :

Ex. : *rbr, rdr, str, scr*, etc.
dans arbre, perdrix, distribution.

DÉFAUTS DE PRONONCIATION

La prononciation défectueuse des symphones est fort commune.

Combien de personnes prononcent théât' pour théâtre, un sab' pour un sabre, trêf pour trèfle, parapuie pour parapluie, etc. Combien d'autres disent : « je l'ai fait ex-e-près » pour « je l'ai fait exprès ».

Ce sont là de mauvaise habitudes dont une surveillance rigoureuse de soi-même aura vite raison.

Beaucoup d'enfants émettent :

pia, kia, fia, pour *pla, cla, fla*
la fleur pour la fleur ; j'ai du piaisir pour j'ai du plaisir.

Correction. — On décomposera la symphone et on en fera répéter, en les adoucissant, successivement et de plus en plus vite les éléments constitutifs. L'élément simple obtenu, on fera ensuite les exercices prescrits à la méthode générale de correction.

Qu'il nous soit permis, en terminant cette courte étude, d'exprimer le vœu de voir bientôt figurer les éléments de la phonétique dans les programmes des matières à étudier pour les différents certificats d'aptitude à l'enseignement.

La vulgarisation des notions élémentaires sur le travail producteur et modificateur du son amènerait, à bref délai, des modifications profondes et heureuses dans les méthodes actuelles de lecture, de déclamation et de chant qui deviendraient plus scientifiques, plus intéressantes pour les élèves et, partant, plus fécondes en résultats rapides.

En outre, cette vulgarisation contribuerait, d'une façon générale, à l'amélioration de la prononciation, les maîtres et les parents étant désormais avertis. En particulier, enfin, grâce à elle, les familles trouveraient dans l'instituteur un conseiller autorisé et parfois pratiquement expérimenté pour la guérison des défauts d'articulation dont leurs enfants seraient atteints.

L'éducation physique est à l'ordre du jour; la culture de la parole n'est pas, il faut le dire, tout haut, l'objet des soins qu'elle mérite.

Souhaitons donc, pour la plus grande perfection du « doux parler de France », l'institution prochaine et la mise en pratique dans nos écoles et aussi dans la famille, d'exercices d'hygiène rationnelle des organes vocaux.

Ces organes ont droit, autant et au même titre que les autres parties du corps, à des soins appropriés, — basés sur les lois de la physiologie et du développement corporel, — tendant non pas tant à leur beauté plastique, mais surtout à leur harmonieux fonctionnement.

L'Aphasie et la Méthode d'Articulation.

PAR

M. DUFO de GERMANE

Professeur à l'Institution nationale des Sourds-Muets.

L'aphasie embrasse un domaine tellement vaste que nous ne pouvons songer à l'étudier ici dans tous ses détails. Nous nous bornerons à un exposé aussi bref que possible, nous proposant surtout de montrer par des exemples et grâce à des observations faites par nous-même, ou par des collègues, la possibilité d'une rééducation plus ou moins complète au moyen d'un traitement pédagogique approprié.

A la différence des blésités et autres déformations de la parole dues à de mauvaises habitudes ou à certaines défectuosités des organes vocaux, on désigne sous le nom d'aphasies des troubles de la mémoire, du langage, qui ont uniquement pour cause une lésion cérébrale.

On sait que pour acquérir et conserver le souvenir d'un mot ou d'une phrase, nous faisons appel à quatre mémoires différentes. Quand nous voulons, par exemple, nous rappeler le nom d'une personne ou d'une chose, le mot qui la désigne peut se présenter à notre esprit sous quatre aspects : 1° nous croyons l'entendre prononcer (mémoire auditive); 2° nous l'articulons mentalement (mémoire motrice d'articulation); 3° nous nous figurons le voir écrit (mémoire visuelle graphique); 4° nous sommes prêts à l'écrire nous-mêmes (mémoire motrice graphique). Il semble à première vue que ces quatre mémoires se confondent et n'en forment qu'une seule en réalité... C'est une erreur. Étroitement reliées entre elles, elles n'en demeurent pas moins indépendantes et sont très inégalement développées suivant les individus. C'est ainsi qu'on a pu distinguer parmi eux le type auditif, le type visuel, le type moteur. Un visuel récitera un texte en suivant très exactement, par la pensée, l'image des mots imprimés, comme s'il avait devant les yeux la page du livre où il les a lus. Au contraire un auditif ne pourra retenir le même texte que s'il se figure entendre résonner les mots à son oreille.

Mais ce qui a contribué surtout à révéler l'existence de plusieurs mémoires distinctes, ce sont les altérations profondes qui peuvent modifier et annihiler une ou plusieurs d'entre elles, tout en respectant les autres, en un mot les différentes sortes d'aphasies.

Dans « l'aphasie motrice de la parole », le malade est incapable de parler tout en comprenant parfaitement ce qu'on lui dit. C'est donc uniquement la mémoire d'articulation qui est atteinte et il y a destruction partielle ou complète de ce qu'on a appelé « les images motrices ».

Au contraire dans la « surdité verbale ou aphasie sensorielle de la parole » le malade entend les mots, mais il ne les comprend plus. C'est la « mémoire auditive » qui est compromise ; ce sont « les images auditives » qui font défaut.

De même la « cécité verbale ou aphasie sensorielle de l'écriture », c'est la perte de la mémoire visuelle graphique. Celui qui en est atteint est incapable de lire. Il continue à voir les caractères écrits, mais il ne connaît plus leur signification exacte.

Enfin, dans l'aphasie motrice de l'écriture ou agraphie, le malade a perdu le souvenir des mouvements nécessaires pour écrire.

Toutes ces anomalies survenant à la suite d'accidents ou de maladies qui intéressent le cerveau devraient être attribuées à une lésion plus ou moins importante de telle ou telle partie de l'encéphale et c'est ainsi que les savants ont été amenés peu à peu à « localiser » les différentes mémoires du langage dans des « centres cérébraux » distincts les uns des autres, mais étroitement reliés entre eux par des fibres de conductibilité. Le premier, Broca crut devoir établir le siège du langage articulé (mémoire motrice d'articulation) dans la troisième circonvolution frontale gauche, au moins chez les droitiers.

Après lui Wernicke, Kussmaül, Exner localisèrent les trois autres mémoires principales.

Cette conception de quatre centres cérébraux correspondant aux quatre mémoires du langage, cette théorie des localisations, devenue la théorie classique de l'aphasie, a été vivement discutée depuis et a rencontré de nombreux détracteurs, parmi lesquels l'un des plus autorisés et des plus en vue à l'heure actuelle est le Dr Marie, médecin en chef de l'asile de Villejuif.

Nous n'avons ni l'autorité, ni la compétence nécessaires pour discuter d'aussi graves problèmes ; aussi éviterons-nous avec soin de nous aventurer sur le terrain exclusivement médical. Le seul côté de la question qui nous intéresse, en tant que professeur, le seul que nous ayons l'intention d'envisager ici, c'est le traitement pédagogique de l'aphasie. Or, il faut bien l'avouer, même sur ce point spécial, certains adeptes des nouvelles doctrines paraissent vouloir modifier complètement la marche suivie jusqu'alors, celle qui a obtenu de réels succès et que nous croyons devoir préconiser dans la suite de ce travail.

C'est ainsi que dans une note intitulée : « Rôle des images du langage dans le mécanisme de la parole articulée » (1), les docteurs Froment et Monod semblent rejeter au second plan les mémoires dites motrices (mémoire d'articulation, mémoire motrice graphique) et les placer en quelque sorte sous la dépendance absolue des mémoires sensorielles (mémoire auditive et mémoire visuelle graphique). « Tout le mécanisme du langage, déclarent-ils, se ramène à l'existence de deux couples : le couple auditivo-moteur et le couple visuel-graphique. La seule condition psychologique de l'écriture, c'est l'évocation de l'image visuelle du mot qui suffit à déclancher les habitudes motrices graphiques entièrement inconscientes, de même que la condition psychologique de la parole, c'est l'évocation de l'image auditive qui suffit à déclancher les habitudes motrices articulaires, également inconscientes. » Et après avoir émis cette hypothèse, les auteurs ajoutent : « Ce qui rend à l'aphasique moteur la prononciation d'un mot impossible, ce n'est pas, comme on l'a dit, la perte de ces soi-disant images motrices, mais bien un trouble de l'image auditive. Nous ne pouvons entrer ici dans le détail de nos études ; qu'il nous suffise de dire que nous avons pu rééduquer des aphasiques moteurs uniquement par l'oreille, en aidant l'évocation auditive et sans leur réapprendre aucun procédé articulaire. »

(1) *Bulletin de la Société libre pour l'étude psychologique de l'enfant*, n° 81, janvier 1913.

On le voit, c'est bien le traitement pédagogique qui est en cause. Jusqu'ici la mémoire d'articulation, quoique intimement unie à la mémoire auditive, était considérée comme jouissant d'une certaine indépendance et lorsqu'elle venait à être atteinte de troubles graves (aphasie motrice), on essayait de la rééduquer directement au moyen d'exercices d'articulation. Ces procédés sont inutiles et il suffit de s'adresser à l'oreille si l'on admet que « l'évocation auditive est la seule condition psychologique de la parole ».

Faut-il donc adopter cette manière de voir? L'hypothèse de MM. Froment et Monod leur paraît « cadrer avec ce qui se passe chez l'enfant auquel on apprend à parler en prononçant les mots à son oreille et non en lui montrant la façon dont il doit articuler ». Il n'est pas douteux que la mémoire auditive précède, et de beaucoup, chez l'enfant normal, la mémoire motrice d'articulation puisqu'il entend et comprend le langage bien avant de savoir s'exprimer. Mais de ce que la mémoire auditive est *antérieure* à la mémoire motrice, il ne faut pas en conclure qu'elle lui reste toujours *supérieure*. La preuve en est que, chez les individus, à côté du type auditif pour lequel cette mémoire demeure prédominante, on a cru devoir distinguer le type visuel et le type moteur.

En outre, l'observation de certains cas pathologiques ne semble-t-elle pas contredire la thèse qui consiste à mettre les mémoires motrices sous la dépendance des mémoires sensorielles? On se rappelle le malade incapable de relire la lettre qu'il venait d'écrire. Un de nos collègues, le professeur Legrand, nous cite un cas analogue. Une jeune fille aphasique, à laquelle il donne des soins, est arrivée à *écrire* un certain nombre de mots sous la dictée, et pourtant elle est encore incapable de *lire* les mêmes mots quand on les écrit devant elle. N'est-ce pas ici très nettement la mémoire motrice qui l'emporte sur la mémoire sensorielle?

Au sujet de la rééducation de certains aphasiques moteurs uniquement par l'oreille, il nous est impossible de discuter les résultats obtenus, les auteurs ne fournissant aucun détail à ce sujet. Nous renvoyons simplement le lecteur aux observations que nous publions ci-dessous, et surtout à l'observation VI, où « l'évocation auditive » semble bien avoir été impuissante à provoquer la moindre articulation.

Ce qui rend si obscures les causes réelles de ces anomalies et l'appréciation des résultats en matière de rééducation, c'est que, dans la pratique, l'aphasie ne se présente pas toujours sous une forme aussi nette et aussi précise que dans les quatre types énumérés plus haut. Fréquemment, plusieurs mémoires sont atteintes simultanément ; en outre, l'aphasie peut être partielle au lieu d'être complète ; elle peut consister dans une simple confusion entre les mots, etc. Cette variété de cas différents doit rendre prudents médecins et éducateurs et les empêcher de se montrer trop absolus dans leurs opinions : *in medio stat virtus.*

Dans les quelques observations que nous allons grouper ici, et qui ont toutes été faites soit par nous-même, soit par des professeurs d'articulation comme nous, nous ne nous occupons que d'une seule forme de l'aphasie : l'aphasie motrice d'articulation ou aphémie de Broca. Les malades dont il s'agit étaient affligés d'une perte à peu près complète de la parole — congénitale ou accidentelle ; — mais ils avaient conservé intacte leur mémoire auditive, c'est-à-dire qu'ils entendaient et comprenaient ce qu'on leur disait. Tous n'ont pas été rééduqués, nous avons tenu à le déclarer très franchement, tout en cherchant à expliquer les causes de cet insuccès. Cependant, s'il a échoué avec quelques-uns, le traitement pédagogique a pleinement réussi avec la plupart d'entre eux et ils ont pu, grâce à lui, arriver à s'exprimer au moyen de la parole.

Quant à la méthode employée, on devine que toutes nos préférences sont allées à celle qui a fait ses preuves, c'est-à-dire à la méthode d'articulation. Contrairement aux affirmations des docteurs Froment et Monod, l'oreille, bien que parfaitement indemne, se montrait impuissante à provoquer l'émission de la parole ; dès lors n'était-il pas naturel de procéder comme si l'audition n'existait pas ? On a donc employé avec les malades la méthode en usage avec les personnes sourdes, et au lieu de s'adresser uniquement à l'oreille, on a eu recours à la *vue* et au *toucher*, afin de leur enseigner directement le *mécanisme de l'articulation*. Nous ne voulons pas fatiguer le lecteur en exposant ici le détail de ces exercices qui se trouvent dans tous les traités spéciaux. Nous ajouterons seulement que, même avec le meilleur des guides, la théorie en pareille matière ne saurait remplacer la pratique.

L'aphasie, avons-nous dit, peut être congénitale ou accidentelle. Nous donnerons d'abord des exemples de la première variété.

Quelques cas cliniques. — I. — Le jeune D..., né en 1882 à Quimper, est entré à l'Institution Nationale des sourds-muets de Paris en octobre 1892.

La feuille de renseignements fournie par les parents contient cette mention : « *sourd* en naissant ». Le certificat du médecin local y ajoute les détails : « Est atteint de mutité complète... La *surdité* n'est pas absolue, mais paraît susceptible d'amélioration. » ... Cet enfant ne paraît donc pas différer de la généralité des sourds-muets. Pour mieux s'en assurer, le professeur essaie de préciser le degré de surdité. En prononçant à voix forte quelques syllabes près de l'oreille, il s'efforce de provoquer une réaction chez son élève, ou même une imitation des sons entendus. Soit timidité naturelle, soit plutôt manque d'intelligence, le jeune D... se prête de mauvaise grâce à ces expériences. Le résultat est négatif, le sujet paraît aphone et sourd complet.

L'examen médical, qui a lieu peu de temps après l'admission à l'école, n'a pas plus de succès : « Ne paraît pas entendre, sombre et taciturne, ne joue pas, pleure sans cesse..., ne paraît pas entendre, même le son de la sonnerie de la montre au contact ; — intelligence très médiocre. »

Dès lors, considéré comme un véritable sourd-muet, cet enfant prend part avec ses camarades aux différents exercices scolaires ; mais aucun ne réussit à l'intéresser. Plusieurs jours se passent. Le professeur cherche à développer l'attention de ses élèves en leur faisant exécuter de petits ordres très simples qu'ils doivent essayer de comprendre au mouvement des lèvres. A demi couché sur son pupitre, le jeune D... ne se donne pas la peine de regarder. Mais tout à coup, sur une interpellation directe du maître, il se lève, et, au milieu de la stupéfaction générale, exécute l'ordre qui vient d'être donné. Plusieurs fois de suite, l'expérience est renouvelée et toujours avec le même succès. Le doute n'est plus possible. Cet enfant comprend ce qu'on lui dit non pas avec les yeux, comme ses petits camarades, mais tout simplement au moyen de l'oreille. Il possède une audition normale et son mutisme seul a pu le faire prendre pour un sourd-muet.

Le nouvel examen médical, qui a lieu en janvier 1893, constate officiellement cette transformation : « Cet enfant m'a complètement trompé il y a deux mois, dit le docteur. Il entend comme tout le monde, mais ne dit rien. Il urinait au lit tous les jours et y faisait ses besoins. Aujourd'hui il devient un peu plus propre... Il répond par signes à toutes les questions. Il comprend ce qu'on lui dit et obéit aux ordres. *Je ne crois pas qu'il arrive au langage.* »

Nous avons donné tous ces détails afin de montrer combien il est facile de confondre l'aphasie congénitale avec la surdi-mutité. L'exemple est d'autant plus frappant que le docteur Ladreit de Lacharrière, qui présidait à ces expériences, était un spécialiste des plus éminents qui s'était déjà trouvé en présence de cas semblables et avait même publié à ce sujet des observations fort intéressantes.

Si nous abordons maintenant la question d'éducation, nous ne surprendrons personne en déclarant que l'intelligence joue ici un rôle capital. Or, on a vu que celle du jeune D... avait paru des plus douteuses au médecin de l'Institution. Certaines particularités physiques signalées par lui semblaient des plus inquiétantes. L'événement n'a pas démenti ces prévisions. Les efforts du maître ne sont pas arrivés à vaincre l'apathie extraordinaire de ce singulier élève. On constatait chez lui une absence presque complète d'activité physique et mentale. D'ordinaire un enfant muet cherche à suppléer à la parole absente « au moyen de la pantomime et du langage d'action ». Celui-là n'éprouvait jamais le besoin de communiquer avec ses camarades et restait étranger à ce qui se passait autour de lui. Purement passif, il se bornait à faire ce qu'on lui ordonnait en réduisant ses mouvements au strict nécessaire et retombait aussitôt dans une immobilité pleine d'indifférence et de lassitude. En un mot, il paraissait dépourvu de toute spontanéité, comme si ses facultés motrices eussent été complètement atrophiées.

On ne sera pas étonné après cela que la prédiction du docteur Ladreit de Lacharrière se soit réalisée. Non seulement cet élève « n'est pas arrivé au langage », mais encore les résultats ont été complètement nuls au point de vue de l'enseignement de l'articulation. Son aphasie est demeurée incurable et il est même resté *aphone*. Tous les essais de provocation de la voix ont échoué; son rire même était silencieux, chose assez rare parmi les sourds. Il a séjourné un certain temps dans notre classe, puis dans celle de l'un de nos collègues, et a été renvoyé à la fin de l'anné scolaire (août 1893).

II. — L'élève D..., de Sedan, né en 1898, est entré à l'Institution de Paris en 1906.

Cette fois parents et médecins sont d'accord pour nous renseigner à peu près exactement : « Il n'est pas sourd, il entend... Il ne parle pas et il n'a jamais parlé. » L'expression « il entend » est un peu vague et gagnerait à être complétée ainsi : « Il comprend ce qu'on lui dit. » Mais elle est suffisante pour éveiller l'attention et mettre l'examinateur sur ses gardes.

Pour ne pas nous répéter, nous dirons simplement que cet élève nous a paru avoir une grande ressemblance avec le premier, au point de vue physique et intellectuel. Cependant, on remarque plus de vivacité dans les mouvements, sa démarche est saccadée au lieu d'être abandonnée. En outre, s'il ne parle pas, il a un peu de voix et n'est pas aphone comme le précédent. Quand on lui demande : « As-tu des images? » il accompagne son geste affirmatif d'une sorte de cri (i-i).

Mais il n'est pas plus développé au point de vue de l'intelligence. Une particularité physique est à signaler comme chez le premier : il « bave » continuellement. Dès qu'on ne s'adresse plus à son oreille, il est impossible de fixer son attention. En voici un exemple. Un exercice très simple consiste à réunir trois ou quatre enfants devant le tableau noir; on y inscrit leurs noms et chacun doit apprendre à reconnaître le sien. Bien que les élèves ne soient pas encore familiarisés avec les caractères écrits, ils comprennent en quelques minutes ce qu'on exige d'eux et les plus attentifs arrivent facilement à retrouver non seulement leur nom, mais celui de leurs camarades. Or, après un exercice d'une demi-heure et davantage, le jeune D... a été incapable de saisir ce qu'on lui demandait et de répondre avec intelligence.

Nous avons voulu apprécier également son développement mental d'après les phrases qu'il était susceptible de comprendre.

Nous en avons varié le texte et modifié la complexité et nous sommes arrivés à des constatations dans le genre de la suivante. Après avoir exécuté aisément cet ordre : « Prends la brosse et brosse ton pantalon », l'élève a été incapable de comprendre cette phrase : « Brosse le mien », il a fallu revenir à l'expression plus simple : « Brosse mon pantalon à moi. » Il est certain que l'emploi du pronom possessif substitué à celui de l'adjectif constitue une petite difficulté et qu'un léger effort de réflexion est nécessaire pour la surmonter. Les tout jeunes enfants, peu familiarisés avec les mots « le mien », « le tien », etc., le remplacent souvent par des locutions défectueuses (« mon mien », « le mien pantalon », etc.). Mais un sujet de huit ans et d'intelligence normale ne devrait plus manifester sur ce point aucune hésitation.

L'élève D..., de Sedan, était donc lui aussi un *minus habens*, et si le traitement pédagogique n'a pas mieux réussi avec lui qu'avec le précédent, il faut l'attribuer uniquement à son manque d'intelligence.

D'après ces deux exemples, on voit que l'aphasie congénitale s'accompagne assez fréquemment de dégénérescence et d'arriération et dans ces conditions défavorables elle demeure à peu près incurable. Fort heureusement il n'en est pas toujours ainsi. Les troubles de la mémoire peuvent avoir respecté l'intelligence générale du sujet qui, dans ce cas, est capable d'acquérir la parole, ainsi que le démontrent les observations suivantes.

III. — Notre collègue, M. Danjou, professeur à l'Institution de Paris, déclare avoir réussi en 1891 (1) à enseigner l'articulation à un entendant muet de cinq ans et demi « qui ne disait encore que *papa* maman, *dada* et un diminutif de son prénom ».

Il caractérise ainsi son élève : « Ce n'était ni un sourd, ni un débile, ni un rachitique. Ce n'était pas davantage un idiot ou un gâteux. Il se conformait sans peine aux exigences minutieuses et presque sévères d'une famille parfaitement élevée. Son caractère était doux et tranquille plutôt que violent et emporté et son état nerveux ne paraissait en rien exagéré. Ses organes vocaux ne présentaient pas de vices de conformation. On ne pouvait donc attri-

(1) De l'aphasie chez l'enfant (*Revue internationale de l'enseignement des sourds-muets*, tome XII, 1896-1897, pages 223 et suiv.).

buer son mutisme à aucune des causes que nous venons d'énumérer. »

Au point de vue de l'intelligence, ce cas diffère donc complètement de ceux que nous avons examinés précédemment, et c'est ce qui explique que les résultats obtenus aient été des plus heureux.

La méthode employée a été à peu près identique à celle qui est en usage avec les enfants sourds : gymnastique respiratoire et buccale, exercices d'imitation, émission des sons isolés, exercices de syllabation, articulation des mots et des phrases. « Le meilleur résultat a été obtenu en faisant appel simultanément *à l'ouïe*, *à la vue* et *au toucher*. » Les principaux obstacles à vaincre étaient surtout « le peu de durée de l'attention et le peu de fidélité de la mémoire ».

Les leçons du professeur ont duré près de trois mois. La personne qui y assistait et était chargée de l'éducation de l'enfant a continué la tâche du maître et l'a menée à bonne fin, puisque « l'enfant parle aujourd'hui couramment ».

IV et V. — L'abbé Tarra, le célèbre instituteur milanais, raconte(1) comment il a pu enseigner la parole à deux enfants muets non sourds, dont il cite les noms : Teuconi et Orlandi.

Il nous fournit quelques détails sur leur état intellectuel. Teuconi était « mobile, distrait sans attention et sans mémoire ». Orlandi, au contraire, était calme et tranquille, mais incapable « de répéter et de prononcer les mots et les phrases qu'il entendait et dont il comprenait parfaitement le sens. On lui disait par exemple : *Donne-moi ceci*, *prends cela* et il prenait ou donnait ce qu'on lui demandait. Mais si on lui demandait ensuite ce qu'il avait fait il était incapable de le dire, il rougissait et faisait signe de la tête qu'il ne pouvait pas le dire, et même si on lui suggérait la réponse mot par mot, il témoignait par gestes de son impuissance à pouvoir répéter ».

Mais le point le plus important, celui sur lequel nous appelons l'attention du lecteur, est le suivant : « Ces deux sujets avaient une préférence marquée pour la communication par signes et préféraient la fréquentation des muets à celle des parlants. » Ce détail était certainement chez eux la marque de l'intelligence. Si les

(1) *Cenni storici*, Milan, 1896.

enfants privés de la parole avaient recours aux gestes, c'est qu'ils pensaient et éprouvaient le besoin de communiquer leur pensée. Un abîme les sépare donc du sujet signalé dans l'observation I, qui, lui, demeurait isolé de ses condisciples et n'essayait jamais (ainsi que nous l'avons remarqué) d'employer la pantomime pour se faire comprendre. Nous ne craignons pas d'affirmer que c'est l'intelligence de ses élèves qui a permis à l'abbé Tarra de mener à bien leur instruction.

La méthode employée par lui est, comme toujours, la méthode d'articulation : « Par de longs exercices de respiration, on chercha à dompter l'hésitation nerveuse des organes vocaux. Après avoir obtenu un filet de voix, on doit insister sur les exercices de gymnastique vocale... Puis, par le lent et anatomique enseignement de chaque son, on arriva à leur faire prononcer des mots et par l'exercice des mots, on arriva à la phrase dans ses diverses combinaisons par rapport à la pensée. »

L'auteur ajoute que ce labeur « fut couronné d'un plein succès... Teuconi mourut jeune (mort chrétiennement et répondant jusqu'à la fin); Orlandi, encore vivant, parle à tout le monde ».

Autres observations similaires. — On peut ajouter à ces observations celles qui ont été faites par M. Bikkers (1), directeur de l'Institut des sourds-muets de Rotterdam, par M. Dubranle, alors professeur à l'Institution de Paris, par M. Perini, professeur de l'école des sourds-muets de Milan et disciple de l'abbé Tarra, et par bien d'autres maîtres (2) encore qui sont arrivés également à d'excellents résultats dans l'enseignement de la parole aux entendants muets de naissance.

Tous ces succès enregistrés par les professeurs de sourds prouvent d'abord l'excellence et l'efficacité de la méthode d'articulation, la seule qu'ils aient employée. Ils démontrent en même temps que l'aphasie congénitale est curable toutes les fois que l'on se trouve en présence d'un sujet intelligent.

Peut-on en dire autant de l'aphasie accidentelle survenant tout à coup à la suite de troubles nerveux, d'une forte émotion, d'une chute grave, etc. Nous n'hésitons pas à répondre affirmativement,

(1) Voir l'article de M. Danjou, déjà cité.
(2) Voir l'article de M. Dupont, Les Enfants entendants muets (*Revue générale de l'enseignement des sourds-muets*, 1908).

du moins lorsqu'il s'agit d'une simple aphasie motrice d'articulation, non compliquée d'autres anomalies de la mémoire du langage, nous avons été heureux de pouvoir contribuer, il y a quelques années, à la guérison d'un cas de ce genre.

VI. — Le jeune L... était, en 1906, âgé de 19 ans. Il entendait et parlait comme tout le monde et jouissait de la plénitude de ses facultés, lorsqu'à la suite d'un terrible accident de bicyclette qui faillit lui coûter la vie, il fut complètement privé de l'usage de la parole. Le certificat qui lui fut délivré à sa sortie de l'hôpital était ainsi conçu : « Je soussigné, Dr X..., chirurgien des hôpitaux de Paris, certifie avoir opéré le jeune L..., âgé de 19 ans, entré à l'hôpital X... dans la nuit du...

« Ce jeune homme était dans le *coma* et présentait un enfoncement de l'os temporal gauche. L'os enfoncé était brisé en plusieurs morceaux. La surface fracturée était d'environ 8 centimètres de long sur 4 centimètres de large. La partie antérieure du fragment pénétrait dans le lobe temporal. Il fut nécessaire d'enlever toute cette surface osseuse. Peu à peu le malade reprit connaissance; mais la parole n'est pas revenue; il ne peut prononcer que quelques mots inintelligibles. Le bras du côté droit a été paralysé. A l'heure actuelle, les mouvements sont un peu revenus, sans qu'il puisse toutefois s'en servir utilement. La plaie cranienne est en partie cicatrisée; mais il reste un espace d'une hauteur de 8 centimètres sur 4 de large, où le cerveau n'est recouvert que par la peau qui est soulevée par les battements. Il est impossible de prévoir, à l'heure actuelle, ce qu'il adviendra d'une façon définitive de ce jeune homme tant au point de vue du retour des fonctions... que de l'intégrité de son intelligence. »

Il nous faut ajouter que le jeune L... avait conservé une audition normale et saisissait très bien ce qu'on lui disait, tout en demeurant incapable de parler. Il comprenait également les phrases écrites et s'exerçait spontanément à tracer les mots de la main gauche (le bras droit étant à demi paralysé). Il n'avait donc ni surdité, ni cécité verbale, ni aphasie motrice graphique. La compréhension du langage paraissait intacte et il était atteint uniquement d'aphasie motrice d'articulation.

Les « quelques mots incompréhensibles » dont parle le chirurgien dans son certificat se réduisaient en réalité aux deux syllabes « *ta-ba* (?) » qu'il prononçait de temps en temps avec une visible satisfaction et qui voulaient dire « *ça va* ». Il était incapable d'émettre aucun autre son, aucune autre syllabe. Non seulement il ne répondait pas aux questions qu'on lui posait, mais (comme le muet de naissance cité dans l'observation de l'abbé Tarra), *même si on lui suggérait la réponse mot par mot*, il ne pouvait rien répéter. N'est-ce pas la preuve que « l'évocation auditive », préconisée par les docteurs Froment et Monod, n'était ici d'aucun secours. Bien mieux ; comme ce jeune homme prononçait assez nettement *ta-ba*, nous avons essayé, sa mère et moi, de lui faire dire *papa*. La voyelle répétée (*a*) était exactement la même et la consonne (p) ne semblait pas offrir la moindre difficulté. A notre grande surprise, et malgré des efforts réitérés, il nous fut absolument impossible de rien obtenir de lui. Il nous entendait parfaitement, il savait fort bien ce qu'il aurait dû dire ; mais, malgré toute sa bonne volonté, il ne pouvait dire autre chose que *ta-ba*.

Après avoir ainsi constaté par cette exemple typique l'impuissance de l'évocation auditive (1) à provoquer à elle seule l'émission de la parole, nous avons eu recours à la méthode d'articulation. Nous nous sommes placé tout simplement devant une glace avec notre élève et nous lui avons montré les mouvements à effectuer ; au bout de quelques minutes, il a été tout étonné de pouvoir prononcer ce mot qui lui semblait si difficile.

Nous avons donné des leçons à ce jeune homme pendant trois mois environ. Au bout de ce temps relativement court, il a été mis à même d'articuler n'importe quelle phrase du vocabulaire courant. Nous n'insisterons pas sur les procédés employés, qui sont les mêmes que dans les observations précédentes. Malgré l'intégrité complète de l'organe auditif, *la vue* et *le toucher* ont été les véritables instruments d'acquisition du langage et l'oreille n'est intervenue que comme moyen de contrôle.

La vue surtout paraît avoir joué un rôle considérable dans cette éducation et presque tous les exercices ont eu lieu devant la glace. Bien que nous n'avons pas habitué notre élève à la

(1) Nous répétons ici que nous n'avons pas l'intention de mettre en doute les résultats obtenus par les docteurs Froment et Monod. Il est probable que les sujets examinés par eux étaient différents de l'aphasique moteur pur qui fait l'objet de cette étude.

lecture sur les lèvres proprement dite, la mémoire visuelle d'articulation avait acquis chez lui un développement remarquable. L'anecdote suivante en est la preuve. Une revue illustrée avait eu l'idée originale d'organiser un concours où il s'agissait de lire une phrase « cinématographiée », c'est-à-dire qu'au lieu d'imprimer cette phrase on avait reproduit par le dessin les principales positions de la bouche nécessaires à sa prononciation. Notre élève, l'ayant devinée du premier coup, envoya sans me prévenir la solution au journal et, après avoir obtenu un prix, s'empressa de venir me raconter la chose et m'annoncer son succès.

Sans vouloir insister trop longuement sur cette rééducation, nous croyons qu'elle soulève un problème intéressant. La mémoire d'articulation, qui semblait complètement abolie, n'a-t-elle pas, malgré tout, exercé une certaine influence ? Sans doute, le jeune L... a été obligé de réapprendre à l'aide de procédés spéciaux les sons et les articulations dont il avait perdu le souvenir et, sans le secours du maître, il reconnaît qu'il ne serait jamais arrivé à vaincre des difficultés qui lui paraissaient insurmontables. Mais, au cours de ce travail de réacquisition, les organes vocaux n'ont-ils pas retrouvé en quelque sorte spontanément certaines des positions qu'ils occupaient jadis et des mouvements qu'ils avaient l'habitude d'exécuter ? Nous avons fait à ce sujet une observation qui mérite d'être signalée. Notre élève ayant déjà appris à articuler la syllabe *ma* et la voyelle *i* réussit à retrouver seul la consonne *r* en essayant de prononcer le nom de sa sœur « Marie ».

Mais si l'on peut admettre que l'enseignement de certaines articulations simples ait pu être facilitée quelque peu par cette sorte de réveil de la mémoire, nous avons constaté que les exercices de coordination des sons (syllabation) étaient presque aussi difficiles pour cet élève que pour les muets de naissance et nous avons dû y consacrer avec lui un temps considérable. En outre, s'il était arrivé à prononcer les phrases de la conversation courante, il faut ajouter qu'il les articulait avec une extrême lenteur, exactement comme un sourd-muet qui commence à parler. N'est-ce pas la preuve que c'était une nouvelle mémoire qui se substituait ainsi à l'ancienne et qui, comme toutes les mémoires motrices, exigeait un certain temps pour se développer ? Nous avons revu le jeune L... six mois après la cessation des leçons : tout en étant capable de s'exprimer et de converser de vive voix, il continuait à scander les mots en parlant et n'était pas encore arrivé à retrouver la parole rapide et courante qu'il possédait auparavant.

VII. — Nous avons noté un autre cas d'aphasie accidentelle qui avait été observé par notre regretté collègue Rancurel, lorsqu'il professait à l'école des sourds-muets de Currière (Isère).

Un enfant entendant très bien et comprenant le langage, mais devenu muet par suite d'accident, fut admis dans cette institution et y séjourna une année environ. On lui enseigna d'abord les sons et les articulations, puis la prononciation des mots de la même façon qu'aux autres élèves qui étaient sourds. Ce premier travail était à peine achevé que le sujet dont il s'agit, au lieu de prononcer péniblement quelques mots, comme ses petits camarades, retrouva tout à coup son ancien langage et se mit à parler couramment et spontanément, comme il le faisait avant sa maladie. Redevenu parfaitement normal, il put être rendu aussitôt à sa famille.

Ce cas diffère donc du précédent au point de vue du résultat obtenu. La guérison a été beaucoup plus complète et plus radicale. Le traitement pédagogique a réussi non seulement à rendre la parole à l'élève, mais encore à réveiller l'ancienne mémoire d'articulation, qui n'était atteinte que d'une paralysie passagère.

Pourquoi avons-nous été moins heureux avec le jeune L...? Pourquoi n'avons-nous pas assisté également chez lui à une véritable résurrection de la mémoire? Si nous admettions la théorie de Broca, nous pourrions supposer que « le centre cérébral » s'est trouvé détruit par l'accident terrible dont il fut victime et par l'opération chirurgicale qui en a été la conséquence. Nous pourrions supposer aussi qu'une nouvelle mémoire s'est développée peu à peu dans l'hémisphère « droit » du cerveau... Mais nous nous sommes interdit toute discussion de ce genre et nous laissons aux hommes de science le soin d'élucider cette importante question.

Notre rôle se borne à constater que, dans les deux cas d'aphasie accidentelle, comme dans la plupart des observations concernant l'aphasie congénitale, la parole a été réellement rendue aux malades... grâce à l'emploi de la méthode d'articulation.

On le voit, nous avions raison de dire, au début de ce travail, que cette méthode avait fait ses preuves. Rappellerons-nous que c'est aussi grâce à elle que l'on arrive à corriger à chaque instant les innombrables défauts de prononciation qui se rencontrent si fréquemment, non plus chez les malheureux aphasiques dont nous venons de nous occuper, mais chez les enfants normaux qui entendent et parlent comme tout le monde. La plupart de ces blésités, comme on les appelle, avaient résisté pendant des années aux efforts des parents qui s'obstinaient à recourir à l'oreille pour les corriger. Elles disparaissent en quelques leçons, aussitôt que l'on fait appel à la véritable méthode, c'est-à-dire à l'enseignement du mécanisme articulatoire.

Le bégaiement

PAR

L. DUPUIS et A. LEGRAND

Professeurs à l'Institution nationale des Sourds-Muets de Paris
et au Cours d'orthophonie.

Définitions. — Bien qu'on l'ait tentée à maintes reprises, la classification des troubles de la parole n'est pas encore définitive, sans doute parce qu'on ne peut l'établir exclusivement sur des bases anatomiques. Il semble toutefois possible de rattacher ces troubles à quatre grands groupes distincts : 1° ceux résultant d'une altération centrale (aphasies) ; 2° ceux se rattachant à une altération périphérique nerveuse ou musculaire; 3° ceux provenant de malformations congénitales ou acquises ; 4° enfin ceux déterminés par une altération des fonctions de la respiration, de la phonation, de l'expression de la pensée.

Auquel de ces groupes allons-nous rattacher le bégaiement ?

Pour le commun des mortels, qui n'est frappé que par ses effets visibles, le bégaiement est ce défaut qui consiste à hésiter devant certaines syllabes, ou à les répéter plusieurs fois de suite. Nous en serions ainsi amenés à le rattacher uniquement à un trouble de la phonation. Or, le praticien qui bornerait ses efforts à une action exclusive sur le larynx, la langue et les lèvres irait à un échec certain.

Retournons-nous du côté des physiologistes et des phonétistes, et voyons si les définitions qu'ils nous offrent nous seront de quelque utilité dans l'œuvre de redressement vocal que nous sommes appelés à accomplir en qualité de professeurs d'orthophonie.

Colombat considère le bégaiement comme une lutte psycho-physiologique qui existe entre les nerfs moteurs transmettant la pensée et les muscles vocaux qui l'expriment par la parole articulée... Quand, après de nombreux mouvements spasmodiques, cette lutte intérieure cesse d'être muette, alors apparait la chorée des articulations et une réitération syllabique, qui est la caractéristique du bégaiement externe.

Pour le docteur Moutard-Martin, le bégaiement est un état choréique intermittent des appareils qui président à la phonation articulée, l'acte respiratoire y étant compris. A cette définition le docteur Chervin ajoute que le bégaiement peut être considéré tantôt comme un trouble local de peu d'importance, tantôt comme un signe de dégénérescence, ou la conséquence d'un état mental fort troublé. Selon le professeur de Meyer, le bégaiement n'est qu'un symptôme se rattachant occasionnellement à un spasme prolongé du diaphragme.

« Le bégaiement, écrivent à leur tour Emile Froschels et Gustave Simon, est un spasme de l'organe de la parole qui se produit au moment même de l'articulation du son. Il s'accompagne quelquefois de mouvements du visage et même d'ailleurs. Le bègue diffère du choréique et du bredouilleur par précipitation. »

Selon le docteur A. Castex, fondateur et directeur du Cours d'orthophonie annexé à la clinique otologique de l'Institution nationale des sourds-muets, le bégaiement est un trouble de la parole qui consiste dans la difficulté d'émission et dans la répétition de certaines syllabes. Il dépend surtout d'un mauvais fonctionnement de la respiration.

Nous pourrions multiplier ces définitions. Nous nous en tiendrons à celles qui précèdent, et plus particulièrement à celle de M. Castex, laquelle évoque avec précision les origines du bégaiement et nous donne satisfaction, eu égard à la place qu'il convient d'assigner à ce vice de prononciation dans le tableau des troubles de la parole.

Causes. — Le traitement curatif du bégaiement sera nul ou incomplet si le praticien ignore les origines du mal.

Quelles sont les causes de ce vice de prononciation tant redouté? Si l'on veut bien se reporter aux quelques définitions que nous avons cru devoir rappeler ici, les manifestations du bégaiement sont externes et internes.

Pour E. Colombat il y a lutte entre les nerfs moteurs et les muscles phonateurs; cette résistance à l'influx nerveux produit

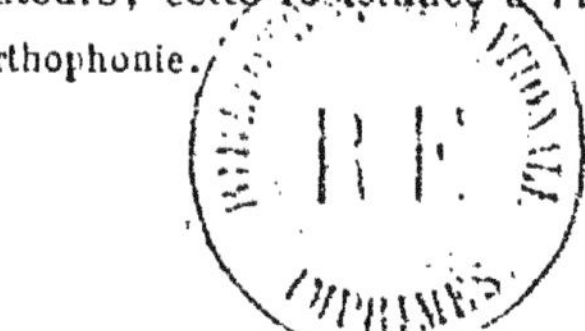

des contractions involontaires qui se traduisent au moment de l'émission de la parole par des réitérations syllabiques. Somme toute, Colombat ramène le bégaiement à une discordance d'ordre psycho-physiologique.

D'après le professeur G.-H. de Meyer, le bégaiement prend son origine dans un mouvement spasmodique d'inspiration. Il s'établit une crampe du diaphragme d'une assez longue durée qui, tant qu'elle se prolonge, empêche l'expiration. « La possibilité de parler, qui est fondée sur l'existence d'un courant d'air expiré, disparaît pour celui qui est pris d'une telle crampe. Les efforts infructueux pour articuler poussés à l'excès, par cela même qu'ils sont infructueux, font l'effet de grimaces inquiètes, et cette expression d'inquiétude est encore renforcée, parce que l'arrêt de l'expiration amène, en plus, un manque de respiration et une gêne dans le cours du sang. Toute cette scène disparait au moment de la terminaison de la crampe et de la vive expiration qui en est la suite. Les rapports naturels réguliers se rétablissent, jusqu'à ce qu'un nouvel accès spasmodique provoque le retour du phénomène. On désigne celui-ci, en tant que vice de parole, par le mot de bégaiement, mais le vice de parole n'est qu'un phénomène concomitant de la crampe du diaphragme et survenant quand on essaie de parler pendant la durée de cette crampe. »

Sans signaler expressément cette crampe du diaphragme, le Dr Chervin considère comme une cause de première importance la rupture du rythme respiratoire. Il souligne aussi le rôle joué par les influences d'ordre psychologique : intimidation, peur de bégayer, etc.

Parmi les perturbations fonctionnelles donnant naissance au bégaiement, la plus fréquente, selon le Dr Meije, provient d'un trouble de la fonction respiratoire. « Le sujet cesse subitement de respirer, ou bien, il fait une inspiration trop brusque, ou bien encore, il inspire quand il devrait expirer, et inversement. » A cette incorrection des actes respiratoires normaux l'auteur ajoute les troubles de la fonction phonatrice, desquels résulte une contraction excessive des muscles glottiques, et les troubles de la fonction élocutoire, que caractérisent la précipitation des mouvements d'articulation et le peu d'amplitude de ces mouvements.

Nos observations personnelles, fruit d'une pratique déjà longue, jointes aux documents fournis par tous ceux qui ont traité le même sujet, vont nous permettre, avant d'en finir avec ce chapitre des causes du bégaiement, de présenter de ces dernières un tableau suffisamment complet.

En premier lieu, il convient de signaler la contraction spasmodique du diaphragme, de laquelle résultent une inspiration subite ou un arrêt brusque de l'expiration, avec occlusion complète de la glotte; les muscles se raidissent d'une façon inopportune; toute souplesse disparaît ; l'acte de phonation s'accomplit dans la gêne.

Viennent ensuite, par ordre d'importance, des causes d'ordre purement psychique. Il y a manque de coordination entre l'élaboration de la pensée et son émission verbale. Nous en avons la preuve dans ce fait que la pensée se traduit par l'écriture avec autant de facilité que chez le parlant normal. Les idées se heurtent en foule dans le cerveau ; la volonté du sujet est impuissante à réglementer le travail des organes phonateurs ; il en résulte une trop grande précipitation dans l'articulation, compliquée de chorée des lèvres, de mouvements désordonnés de la langue, soit à l'intérieur, soit, parfois, à l'extérieur de la bouche.

S'il s'agit, au contraire, d'une lenteur excessive dans le travail d'élaboration de la pensée, les mouvements d'articulation se font pour ainsi dire à vide, nombre de mots ou de membres de phrases sont ébauchés qui ne répondent pas à la pensée de leur auteur ; celui-ci se reprend, impatienté. Ici, ce n'est plus du bégaiement à proprement parler ; il s'agit de bredouillement.

Signalons ensuite l'imitation et l'hérédité. A ce propos, il est un point sur lequel nous croyons devoir attirer l'attention. Chez les bègues par imitation, le spasme glottique est moins apparent. Peut-être même pourrait-on dire que ce bégaiement n'affecte que les consonnes dentales ou labiales. Jusqu'à ce jour, il ne nous a pas encore été donné de noter la sensation d'angoisse dans la région abdominale — crampe du diaphragme — chez de semblables sujets.

Les phénomènes émotifs peuvent occasionner le bégaiement : vives surprises, peurs, sensibilité excessive, timidité. Il s'agit ici de la timidité native, laquelle peut, à bon droit, être considérée comme une cause susceptible de déterminer le bégaiement. Il ne faut pas la confondre avec cette timidité acquise qui paralyse la volonté du bègue au moment où il éprouve le besoin de parler et où il redoute le spasme du diaphragme auquel il s'attend. Cette timidité acquise n'est donc qu'une résultante qui, à la longue, finit par aggraver l'état du sujet.

Nous n'aurons garde d'oublier les mauvais traitements — enfants sensibles, frappés, ou simplement rudoyés. Les pleurs sont fréquents. Les sanglots qui secouent le malheureux petit être, causés, on le sait, par de brèves contractions du diaphragme, ont plus d'un lien de parenté avec les contractions prolongées de ce même organe qui caractérisent le bégaiement.

Rappelons pour mémoire les lésions cérébrales, les traumatismes, l'excitabilité sexuelle. Cette diversité de causes explique pourquoi les uns deviennent bègues petit à petit et les autres subitement.

Portrait signalétique des bègues. — Ce qui saute aux yeux chez le sujet atteint de ce vice de prononciation c'est : ou la répétition inusitée de certains éléments phonétiques, ou l'impossibilité absolue d'attaquer la première lettre du mot ou de la phrase qu'il s'agit de prononcer. Dans les deux cas, la physionomie du sujet traduit l'angoisse ou l'effort démesuré. Chez certains malades, la face se congestionne, le regard est d'une fixité troublante.

Des mouvements choréiques des lèvres accompagnent la tentative d'émission ; tantôt les lèvres refusent de s'écarter pour livrer passage au souffle emmagasiné dans la bouche, s'il s'agit d'une explosive ; tantôt elles refusent de se rapprocher et exécutent des mouvements désordonnés. Les joues se gonflent. La langue est projetée au dehors, ou bien elle exécute des mouvements en tous sens, tout en se maintenant sur le plancher buccal ; enfin, et c'est le cas le plus grave, elle se bombe, s'applique avec force contre le palais et met le sujet dans l'impossibilité absolue de lui faire prendre aucune des positions nécessitées par l'acte de phonation.

Il nous a été donné de constater chez un des derniers sujets que nous avons traités un mouvement particulier des ailes du nez. Nous sommes heureux de nous rencontrer sur ce point avec le Dr Froschel, de Vienne. Dans une étude sur le diagnostic du bégaiement simulé il note un symptôme nouveau, trouvé par lui, et, comme il le dit, facile à découvrir presque sans exception chez les bégayeurs vrais. Ce symptôme consiste en « la respiration » des ailes du nez durant le parler. C'est un symptôme primordial de cette maladie.

Il ne faudrait pas croire que les seules manifestations visibles du bégaiement se localisent sur la physionomie. Des mouvements de la tête, des bras et des jambes s'observent fréquemment. Nombre de sujets assis ne peuvent tenir en place, ainsi qu'on le dit vulgairement.

Troubles respiratoires. — Si, aux renseignements fournis par cet examen en quelque sorte superficiel nous ajoutons ceux obtenus en réponse à des questions précises, nous apprendrons — ce dont nous nous doutions un peu — que le malade éprouve une véritable fatigue dans la région du larynx et une sensation, parfois très douloureuse, à l'épigastre. Cette sensation douloureuse décèle les contractions spasmodiques du diaphragme, cause immédiate des troubles respiratoires que l'élève avoue et dont le praticien constate facilement l'existence.

Il se produit une inspiration violente, suivie d'un arrêt de la fonction respiratoire, d'une durée égale à celle de la crampe. Il peut, au contraire, survenir un arrêt brusque du mouvement d'expiration en cours d'exécution, arrêt qui cesse avec la crampe elle-même. A noter qu'une vive expiration a lieu au moment où la crampe se termine. En général, chez le bègue, on constate des mouvements respiratoires saccadés, de l'irrégularité dans le rythme respiratoire. En un mot, les respirations à la minute sont trop rapides.

Chez certains sujets on constatera l'adoption d'un procédé personnel qui passe à l'état d'habitude : sorte de tic qu'il ne faut pas confondre avec les mouvements convulsifs dont nous avons parlé précédemment. Il s'agit ici d'une espèce de moyen préventif qui donne parfois des résultats. L'élève y a recours lorsqu'il va parler et qu'il sent venir la crampe. Les uns soufflent ou toussent légèrement avant d'attaquer. D'autres font précéder la toute première lettre à prononcer d'un son laryngé, évoquant vaguement celui de la voyelle *eu : eû... que voulez-vous dire?* C'est un procédé qui a été adopté par Colombat dans sa méthode. Il en est qui ne se contentent pas d'un simple son; ils préfèrent adopter une expression, toujours la même, qu'ils s'ingénient à placer avec suffisamment d'à-propos : *n'est-ce pas ? Voyons.... Nous disons...*, etc. A côté de ces procédés se rattachant directement à la phonation, il est des mouvements qui n'ont aucun rapport avec la parole, mais dont leurs auteurs attendent un certain soulagement. L'un tirera nerveusement sur son gilet, tout en s'efforçant de donner à ce geste le naturel qui ne le fera pas remarquer. Un autre frappera fébrilement le parquet de la pointe du pied, ou, s'il est debout, se campera d'une certaine façon, toujours la même. A cette liste déjà longue nous pourrions ajouter bien d'autres particularités d'émissions vocales ou de maintien, lesquelles, d'ailleurs, ne sont pas uniquement l'apanage du bègue.

Sans parler du bégaiement simulé, il est des cas de bredouillement qu'il ne faut pas confondre avec le bégaiement vrai. Les signes auxquels on reconnaît ce dernier figurent dans la plupart des auteurs ; qu'il nous suffise de les rappeler ici. Le bégaiement vrai débute dans l'enfance ; il est accompagné, nous préférons dire il est provoqué par des troubles respiratoires ; il a un caractère d'intermittence ; il disparaît dans le chant.

Traitement. — **Examen du sujet.** — Le mal étant, nous semble-t-il, suffisamment connu, quel traitement convient-il de suivre? Ce traitement peut se définir très simplement : Education de la volonté, rééducation respiratoire, nouvel apprentissage de la parole.

Avant de commencer la cure, il importe de soumettre le bègue à un examen méticuleux, car, si le traitement est simple dans son ensemble, les cas qui nous sont soumis sont tellement variés qu'ils nous imposent de nombreuses modifications de détails.

Au cours d'une conversation — non provoquée, autant que possible — d'une épreuve de lecture à haute voix, on recueillera des renseignements utiles sur les troubles respiratoires, les mouvements choréiformes, l'attitude du corps, les éléments phonétiques sur lesquels le bégaiement se manifeste. On profitera de cet examen pour noter si le vice de prononciation porte de préférence sur les voyelles ou sur les consonnes. On contrôlera en même temps les conditions d'émission de la phrase, et, plus particulièrement, la façon dont elle est attaquée.

Education de la volonté. — Le traitement débute par une série de recommandations extrêmement pressantes que nous adressons à notre élève. En premier lieu, nous lui demandons d'avoir en la méthode une foi aveugle ; de se confier entièrement à nous et d'exécuter avec un soin méticuleux tous les exercices qui lui seront indiqués. Nous lui exprimons la certitude dans laquelle nous sommes de le guérir ; nous nous efforçons de lui inculquer cette confiance ; nous cherchons, en un mot, à faire naître en lui le désir de vaincre. Une foi aveugle unie à une volonté forte sont, en effet, deux sûrs garants de succès.

Maintes fois, au cours des exercices qui vont suivre, nous devrons faire appel à la volonté de notre élève ; et ce n'est pas seulement au début du cours que nous lui prodiguerons ces recommandations, ce sera pendant toute sa durée. Aussi croyons-nous pouvoir nous dispenser de plus longues explications sur cette question capitale de l'éducation de la volonté. Rien ne sera plus facile de résoudre le problème si l'élève reste à nos côtés, du premier au dernier jour. S'il n'est pas à demeure auprès de nous, il importe au plus haut point que notre influence l'ait suffisamment pénétré pour le suivre à la maison. Il est à souhaiter que l'empreinte du maître soit assez marquée pour qu'elle persiste longtemps après l'achèvement de la cure. Cela suppose donc, de la part du maître, un effort de volonté qui ne le cède en rien à celui de l'élève.

Rééducation respiratoire. — Les contractions du diaphragme doivent nous préoccuper avant tout ; cela revient à dire que nous devons nous inquiéter de la manière dont notre élève respire et lui apprendre, s'il est nécessaire, à respirer normalement. A quel mode de respiration nous arrêterons-nous? Le type costo-abdominal, le meilleur au point de vue de la capacité vitale pulmonaire, celui que médecins et physiologistes recommandent à l'envi, doit avoir nos préférences.

Assez souvent, les conseils du professeur suffisent à remédier aux troubles de la fonction respiratoire. Il est des cas, pourtant, où le bègue se montre rebelle à nos soins. Nous nous empresserons alors de lui recommander des séances de gymnastique médicale ; preuve nouvelle que non seulement le traitement pédagogique vient compléter le traitement médical, mais encore qu'il ne peut se passer de son concours. Dès que la question du mode de respiration est réglée, nous entrainons le bègue à pratiquer des inspirations lentes et profondes, suivies d'expirations également ralenties. Dans ce dernier cas, il s'agit, avant tout, d'amener l'élève à ménager son souffle, à le laisser échapper lentement, avec une force toujours égale. « L'inspiration lente, écrit G.-H. de Meyer, empêche une trop violente excitation des nerfs du diaphragme, surtout quand elle s'exécute principalement par les parois de la poitrine (type costo-abdominal) et l'expiration lente permet à ces nerfs de se reposer quelque peu de la surexcitation éprouvée. »

Les premiers exercices de gymnastique pulmonaire se feront sans voix parlée, ni même chuchotée. On veillera tout spécialement à assurer la régularité des mouvements accomplis.

Quand le rythme respiratoire est rétabli et que nous abordons le nouvel apprentissage de la parole, nous avons soin d'habituer l'élève à ne jamais attaquer, sans avoir fait une inspiration profonde, exempte de toute brusquerie. A ce sujet, une question se pose. Convient-il d'attaquer immédiatement après avoir pris de l'air? Est-il plus rationnel, au contraire, pour amener l'élève à commander à ses organes, de l'habituer à faire suivre le mouvement d'inspiration d'une pause légère précédant l'attaque? Encore que nous n'ignorions pas que les physiologistes indiquent la pause après le mouvement d'expiration, nous n'hésitons pas, et la raison que nous en donnons ci-dessus nous paraît suffisante, à prescrire une pause avant toute attaque. En vue d'éviter tout mouvement spasmodique, soit du diaphragme, soit de la glotte, pour obtenir cette pause, nous interdisons à notre élève tout effort violent. Il faut qu'il sache retenir son souffle avec le minimum de travail. Toutes les fois que l'effort est apparent, l'élève est invité à reprendre l'exercice. Avant de terminer ce chapitre de la respiration, une remarque s'impose, d'une importance particulière. Lorsque notre élève aborde les premiers exercices oraux, il lui est difficile, parfois, d'attaquer alors que commence le mouvement d'expiration. Il va de soi que les contractions du diaphragme et de la glotte n'ont pas disparu, puisque nous sommes au début du traitement, et que, en dehors de la régularisation de la fonction respiratoire, nous avons dû nous contenter, jusqu'ici, de multiplier les conseils. Bien que l'exercice se fasse en notre présence, il n'est pas rare que l'élève éprouve à nouveau l'appréhension de la crampe du diaphragme. Il se trouble et attaque au hasard. Il nous appartient alors d'user de persuasion et de fermeté tout à la fois pour le maintenir dans la bonne voie, créer cette habitude physiologique dont on ne saurait trop apprécier le rôle et qui consiste à rendre concomitants le mouvement d'expiration et l'émission sonore. Il est de notre devoir d'expliquer à notre élève que les efforts qu'il prodigue pour vaincre les spasmes de la glotte et du diaphragme non seulement sont vains, mais encore ne peuvent que prolonger la durée des contractions qu'il s'agit de faire disparaître. Mieux vaut, pour lui, accomplir sans parler son mouvement d'expiration et n'attaquer qu'après avoir rempli à nouveau ses poumons, en suivant le procédé avec lequel nous l'avons familiarisé. Nous ne craindrons pas d'arrêter l'élève brusquement, si, par amour-propre, ou par la force de l'habitude, il essaie de vaincre à sa manière les contractions qui s'opposent à une émission correcte. Nous n'ignorons pas que cette répétition d'un même exercice soumet les nerfs de l'élève à une rude épreuve. Une fois de plus, nous ferons appel à sa force de volonté pour l'aider à maîtriser un mouvement de mauvaise humeur toujours possible. Ne l'oublions pas, pour triompher dans cette cure pédagogique, le maître doit amener son élève à lui obéir aveuglément. Un mot, un geste doivent suffire pour qu'immédiatement l'élève s'arrête et reprenne sans hâte l'exercice en cours d'étude.

Pour donner une idée de l'importance que nous attachons au fonctionnement régulier des poumons, disons que des exercices de respiration préluderont à chacune de nos leçons, non seulement au début du traitement, mais pendant toute sa durée.

Traitement phonétique. Révision des éléments. — Il n'est pas rare de rencontrer des bègues qui font prendre à leurs organes phonateurs, soit inconsciemment, soit volontairement, en vue de triompher plus rapidement des contractions spasmodiques, des positions anormales, souvent contraires à une bonne prononciation. La langue, entre autres, exécute parfois des mouvements fantaisistes. Notre premier soin, en abordant le traitement phonétique pur, est de passer en revue tous les éléments de l'alphabet vocal, afin de redresser la prononciation défectueuse et d'attirer l'attention de l'élève sur les meilleures positions à prendre, comme aussi sur les mouvements qu'il lui faut éviter. Cette révision des éléments aura en outre un grand avantage pour nos bègues. Elle attirera leur attention sur l'exacte valeur phonétique des consonnes isolées. S'il s'agit d'un bègue dont le bégaiement porte sur les consonnes, l'étude analytique à laquelle il se sera livré lui sera précieuse par la suite.

Exercices combinés de respiration et de vocalisation. — Notre élève sait respirer en prolongeant le plus longtemps possible le mouvement d'expiration, de manière à ménager son souffle. Rien de plus simple que de reprendre ces exercices en y adjoignant l'émission des voyelles. Voici une sélection de ces exercices. Tous sont précédés d'une inspiration profonde qu'un léger temps d'arrêt suit. Il importe aussi de veiller à ce que l'attaque se produise au moment précis où commence le mouvement d'expiration.

1° Voyelle isolée, tenue le plus longtemps possible, sans pourtant aller jusqu'à l'épuisement total de la réserve de souffle, car dans ce cas un hoquet convulsif pourrait se produire.

Le présent exercice et tous ceux qui vont suivre seront exécutés pendant quelque temps, en évitant soigneusement l'explosive glottale. Ce n'est que lorsque l'élève parle avec plus d'assurance que nous reviendrons au coup de glotte dont nous ne méconnaissons pas l'utilité.

2° Groupes de voyelles bien liées : *a—i—u—a—i—u*, chaque groupe étant répété un certain nombre de fois sans ménager de pause.

3° Reprise de l'exercice précédent en y intercalant des pauses, sans avoir recours à un nouveau mouvement d'inspiration : *a—i—u—a—i—u* = etc. On évitera autant que possible de faire lire ces exercices. Dictés par le maître, les groupes devront être répétés par l'élève. Il conviendra de faire défiler successivement en tête des groupes toutes les voyelles de l'alphabet, de manière à ce que l'élève se rende compte qu'il lui est possible d'attaquer une phrase commençant par une voyelle quelconque.

Syllabation. — L'étude des consonnes isolées étant chose faite au moment de la révision de l'alphabet, nous passerons de la voyelle à la syllabe. Au lieu de nous en tenir à une syllabation purement artificielle, dont le seul avantage réside dans un groupement méthodique de toutes les associations possibles de voyelles et de consonnes, nous présenterons à notre élève des groupes polysyllabiques formant des mots.

1° paturaj — pozision — pousé — etc..., pratic — profité — plas — plozible,...,etc. ;

2° Aparteman — opérasion — aupluto — etc...

Nous ferons suivre chaque consonne de toutes les voyelles de l'alphabet. Nous ferons précéder la consonne en cours d'étude de toutes les voyelles. Nous obtiendrons ainsi une liste de mots ou de membres de phrases assez complète.

Chacun des exercices peut être exécuté de deux façons différentes. Dans la première, la moins redoutable, le bègue prononce plusieurs mots en une seule expiration et reprend de l'air pour achever l'exercice ainsi fractionné. La deuxième manière présente plus de difficultés ; elle consiste, en effet, à ménager une pause entre chacun des mots à prononcer ; d'où attaques répétées, ce qui multiplie les causes d'erreur. Ce procédé a un double avantage : 1° familiariser l'élève avec une consonne donnée ; 2° préparer les organes, y compris ceux de la fonction respiratoire, à l'émission de la phrase.

Quelques-uns des élèves qui nous ont été confiés nous ont mis dans la nécessité de composer à leur usage des exercices très spéciaux. Un exemple nous dispensera de longues explications. Tel élève, qui prononçait sans hésitation le mot *féodalité*, voit renaître ses appréhensions quand il s'agit de dire : *fléau d'armes*. La liaison ne s'établit pas entre la voyelle (o = au) qui termine le premier mot et la consonne (d) qui commence le second. Et cependant, pareille faute n'a pas été commise en prononçant le mot *féodalité*, encore que la difficulté phonétique soit la même dans les deux cas (o — d = au — d).

Des membres de phrases heureusement choisis nous permettront de passer en revue toutes les voyelles finales mises en présence de consonnes initiales et devant s'accoupler à ces dernières.

féodalité = fléau *d*'armes
la p*é*dicure = l'ép*ée d*u sacre.

Etude de la phrase.— Chacun des groupes polysyllabiques précédemment étudiés forme un mot ou un membre de phrase. Nous les ferons suivre immédiatement de groupes formant des phrases complètes. Les premières de ces phrases commenceront par une voyelle. Un groupement méthodique assurera l'étude de toutes les combinaisons fournies par cette voyelle suivie de toutes les consonnes de l'alphabet.

Approuvez-vous ce projet? A *tout péché miséricorde.* Accom*pagnez-le*.., etc...

On poursuivra de la sorte l'étude de toutes les voyelles initiales. Viendront ensuite des phrases commençant par une consonne.

PAR *quel moyen, je vous prie.* PAUL *l'a rencontré hier.* POUVEZ-*vous l'en informer ?* etc...

Il sera également possible de faire suivre chacune des consonnes des différentes voyelles de l'alphabet et de les passer ainsi toutes en revue.

Pour celui de nos élèves qui éprouve plus particulièrement de la difficulté à émettre certaines voyelles (spasme glottique), un nouvel exercice s'impose : l'étude méthodique de l'hiatus et de l'*h* aspiré.

quand il arriv*a à O*rléans
C'est *la h*ouille blanche.

De même, le bègue que les voyelles n'effraient pas, mais qui redoute par-dessus tout les consonnes, trouvera un réel avantage à étudier en détail toutes les rencontres possibles de consonnes dans la liaison des mots. Il est certain que, dans les exercices indiqués ci-dessus, on a déjà pu rencontrer des cas d'accouplement de consonnes. Le but du présent exercice est d'en faire une revue complète. Contentons-nous d'en indiquer quelques-uns. Nous les extrayons, bien entendu, de phrases complètes.

la timbale d'argent (l — d)
une faute de prononciation (t — d)
l'hommage féodal (j. — f).
. . . .

Conditions d'émission de la phrase. — Au point où nous en sommes arrivés, il importe de veiller à ce que le principe relatif à l'émission : inspiration profonde et lente, précédant toute attaque, soit rigoureusement observé.

La disposition des éléments phonétiques de la phrase venant

d'être étudiée, il ne nous reste plus à envisager ici que le travail de la respiration qui commande son émission. Nous débutons par des phrases courtes, qui s'émettent au cours d'une seule expiration, pour continuer par des phrases plus longues nécessitant une ou plusieurs pauses, sans nouveau mouvement d'inspiration. Viendront alors des phrases nécessitant plusieurs pauses, l'élève étant obligé de respirer à nouveau. Ces phrases seront étudiées les dernières, car ce second mouvement d'inspiration risque d'être accompagné d'un spasme de la glotte.

Lenteur du débit. — D'une façon générale, à tous les élèves auxquels nous donnons nos soins, mais qui ne restent pas soumis à notre incessante surveillance pendant tout le temps de la cure, nous recommandons de ralentir le débit toutes les fois qu'ils ont quelque chose à dire en dehors de nous ; et cela, à partir de la première leçon.

Il est bon d'ajouter que la lenteur du débit ne saurait dispenser de donner à la parole ses trois qualités maîtresses, à savoir : le rythme, l'accentuation et l'intonation. Si nos premiers exercices ont porté sur des voyelles bien liées, si nous avons pris la précaution d'écarter temporairement le coup de glotte, à plus forte raison devrons-nous prohiber la décomposition des mots en syllabes. Cette décomposition s'accompagne presque toujours d'un arrêt entre chaque syllabe, et notre bègue, qui n'a que trop de tendances à multiplier les inspirations courtes, profitera de ces intervalles pour en exécuter, alors qu'il a dû faire, au moment de l'attaque, une provision d'air suffisante pour les éviter. Or, ces inspirations répétées et abusives risquent de provoquer les crampes que nous cherchons à faire disparaître.

La graduation des exercices se fera avantageusement en ayant recours au métronome. Si l'élève est musicien, nous mettrons à profit les différentes mesures pour en arriver insensiblement à la régularisation de son débit. Les bègues sont d'accord pour dire que leur défaut disparaît dans le chant.

Cette constatation doit nous inciter à agrémenter la voix parlée du bègue de quelques-unes des qualités de la phrase musicale.

Sans lui attribuer une valeur exceptionnelle, nous recommandons, pour ce qu'il vaut, le procédé suivant. En vue de soumettre l'oreille de l'élève à une influence permanente, d'assurer la régu-

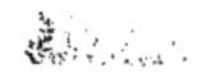

larisation du débit, en créant mécaniquement et mathématiquement des impressions de mesures destinées à s'associer étroitement avec les nouvelles images auditives, nous mettons le métronome en marche, dans notre classe, dès la première leçon. La vitesse, au début, est aussi réduite que possible; mais, nous ne saurions trop le répéter, elle ne doit pas détruire les qualités de la parole. Prêchant d'exemple, nous ne parlons nous-mêmes que d'accord avec l'instrument qui bat la mesure. Tout ce que l'élève éprouve le besoin de dire, en dehors des exercices, doit l'être conformément à la vitesse de l'instrument Cette vitesse ira en augmentant, jusqu'à ce qu'elle retrouve celle du débit normal, au fur et à mesure des progrès réalisés par l'élève.

L'usage du métronome ne doit donc pas se perpétuer. En attendant que le bègue y substitue un procédé qui lui soit personnel, il sera bon de l'habituer à battre discrètement la mesure, avec la main d'abord, avec le pied ensuite.

Sous quelle forme doivent se faire les exercices. — Le bègue qui chante ne bégaie pas. Celui qui nous dit un morceau de poésie bien sue ne commet presque jamais de faute. Celui, enfin, qui fait une lecture à haute voix rencontre déjà beaucoup plus d'occasions de bégayer. La conversation constitue la seule épreuve redoutable et réclame tous nos soins. C'est pourquoi nous n'avons pas recours à la lecture à haute voix, même au début du traitement, si ce n'est au cours de l'examen préalable qui nous fixe quelque peu sur la nature du bégaiement.

Les dictées d'éléments, de syllabes, de mots, de groupes de mots, de phrases, enfin de petits récits, les uns et les autres suivis de répétitions orales, ont nos préférences. L'effort mental du bègue, dont nous voulons éduquer la volonté, est réel dans ce dernier cas et nul en matière de lecture à haute voix. Or, cet effort prépare le bègue à la conversation, au cours de laquelle nous devrons l'initier à la construction mentale des expressions qu'il devra prononcer. Nous devons lui apprendre, en d'autres termes, à réfléchir avant de parler.

Traitement psycho-phonétique. — Au cours de ce nouvel apprentissage de la parole, la conversation est le but suprême vers lequel tendent nos efforts. Jusqu'ici, le bègue a été soumis à un traitement exclusivement phonétique : étude des éléments, attaque, émissions de la phrase. Il a été entraîné à répéter le[illegible]emples choisis par nous, en observant rigoureusement les principes d'une respiration normale. Nous avons voulu créer chez lui de bonnes habitudes physiologiques. Quand ce pas est franchi, l'élève est rendu peu à peu à lui-même. Il s'essaie à voler de ses propres ailes, sous notre surveillance, laquelle ne doit pas se relâcher un seul instant.

A la cure phonétique vient donc s'adjoindre une cure psychique, car la difficulté qu'a le bègue à préparer mentalement les phrases qu'il doit prononcer est beaucoup plus grande qu'on ne l'imagine généralement.

Selon nous, l'appréhension qu'il a éprouvée jusqu'alors, toutes les fois qu'il sentait venir la crampe, explique suffisamment la privation momentanée de ses moyens intellectuels. Nous admettons que la cause du bégaiement réside dans ces contractions spasmodiques du diaphragme et de la glotte, qu'accompagne une respiration défectueuse. Le vice de prononciation, comme aussi le manque de coordination entre l'élaboration des idées et leur expression verbale, ne sont, croyons-nous, que les résultats de cet état pathologique.

Nous n'ignorons pas que certains auteurs voient, au contraire, dans ce manque de coordination, le point de départ du bégaiement, tout en ne niant pas les troubles de la fonction respiratoire et de la phonation.

Au surplus, quelle que soit la cause du mal, nul ne peut se dispenser de débuter par la rééducation respiratoire pour terminer par un traitement psycho-phonétique approprié. Ce traitement est donc la suite logique des exercices exclusivement phonétiques et de ceux visant à l'éducation de la volonté. Est-il besoin d'ajouter que ces trois parties de notre cours n'ont pas de lignes de démarcation bien définies. Dès le premier jour, nous puisons dans chacune d'elles; et souvent, nous sommes obligés par les circonstances de reprendre certains exercices du début, lors même que le traitement est très avancé.

Dès que nous abordons les exercices d'ordre psycho-phonétique, il est une série de recommandations à faire à notre élève.

Une question lui a-t-elle été posée, nécessitant une réponse quelque peu longue, nous l'engageons à ne pas attaquer immédiatement et nous lui disons : Construisez mentalement votre phrase. La voyez-vous? (type visuel). L'entendez-vous? (type auditif). Pensez au mot qui commence la phrase et à la lettre initiale. Rappelez-vous l'exercice fait sur cette lettre. Et maintenant répondez, après avoir fait une inspiration correcte. Toutefois, si, au moment de répondre, vous éprouvez une gêne quelconque dans la région du larynx, accomplissez un nouveau mouvement respiratoire avant de parler.

Il va de soi que l'on se gardera bien d'exiger de l'élève une réponse à toutes ces recommandations. Nous avons même la précaution de répéter à nouveau la première question, pour que l'élève y réponde enfin avec naturel et sans qu'il y ait trop d'interruption entre sa réponse et la question posée.

Lorsque l'élève a été suffisamment préparé, il n'y a plus d'inconvénient, une question ayant été posée, à lui demander aussitôt : *Qu'est-ce que vous allez répondre?* L'élève nous dira. Je vais répondre que... etc. — Cela étant, nous l'engageons à répondre véritablement.

Toutes les fois que nous avons eu recours à cette façon de procéder, nous avons pu remarquer que le bègue attaquait avec plus d'assurance. De même, du jour où il s'essaie à nous dire quelque chose spontanément, nous l'arrêtons au moment précis où il va attaquer : Qu'est-ce que vous allez dire? — Je vais dire que... — C'est fort bien, mon ami, dites-le.

Est-il besoin d'ajouter que si l'élève, parlant spontanément, donne des signes de troubles, eu égard à l'émission des phrases nécessitant des pauses, avec ou sans inspiration, nous reviendrons sur les exercices phraséologiques décrits précédemment.

A quels exercices aurons-nous recours pour que le traitement psycho-phonétique donne des résultats certains? Ces exercices sont légion. Bornons-nous ici à dresser la liste de ceux que notre expérience personnelle nous permet de recommander d'une façon particulière.

1° Transmissions de récits : Dire à X... que...

2° Transmissions d'ordres : Dire à X.... de.... Allez dire à X... de...

3° Transmissions de questions : Demandez-moi telle chose. Allez demander telle chose à M. X...

4° Dialogue sur un sujet préparé à la maison, soit que l'élève ait recours à une lecture, soit qu'il y réfléchisse.

5° L'élève rend compte d'actions exécutées devant lui.

6° Descriptions de gravures. Jugements portés sur les personnages représentés ou sur les actions qu'ils exécutent.

7° Lecture à haute voix d'un passage sur lequel nous interrogeons l'élève.

8° Lecture à haute voix de faits divers que l'élève devra raconter oralement.

9° Lecture à haute voix d'un passage sur lequel notre élève est invité à interroger un camarade, un membre de sa famille, le professeur lui-même.

10° Choisir un sujet de conversation (l'éclairage, une pièce de théâtre, etc). Indiquer les points essentiels à traiter et engager l'élève à interroger sur ce sujet.

11° Exercer l'élève à raconter sa journée, une promenade, etc.

12° Conversations supposées entre l'élève et les diverses personnes (amis, parents, commerçants, employés d'administration) avec lesquelles il est en relation.

13° Introduire un étranger dans la classe pour qu'une conversation s'établisse entre l'élève et lui.

14° Accompagner l'élève : 1° chez une personne bien connue de lui ; 2° chez une personne totalement inconnue.

Nous bornerons là cette énumération. Les maîtres d'orthophonie ne seront pas embarrassés pour y joindre quelques exercices qui leur ont donné plus particulièrement satisfaction.

Avec le traitement psycho-phonétique s'achève la cure du bégaiement. Nombreux sont les cas que nous avons traités. A côté d'échecs que nous n'éprouvons nulle difficulté à reconnaître comme tels, nous avons obtenu dans la plupart des cas des résultats suffisamment probants, pour oser soumettre notre technique à l'appréciation de nos collègues.

Nous ne pouvons nous résoudre toutefois à terminer cette étude sans dire un mot d'un projet qui nous est cher. Jusqu'à ce jour, seuls les bègues appartenant à des familles aisées ont pu recevoir des soins; il leur a été possible de s'adresser à un spécialiste, ou d'entrer dans un institut approprié. A côté de ceux-là, nombreux sont les sujets qui ne peuvent, faute de ressources, entreprendre aucun traitement : ce qui les met dans l'impossibilité d'exercer nombre de métiers et de professions.

Le cours fondé par le Docteur A. Castex et annexé à la Clinique otologique de l'Institution nationale des sourds-muets de Paris, s'il a rendu et rend encore des services dont nous sommes les premiers à nous réjouir, ne saurait, hélas! répondre à tous les besoins.

Un Institut d'orthophonie s'impose. Les professeurs en sont tout trouvés et l'espace ne manque pas, rue Saint-Jacques, aux côtés de la vieille maison de l'abbé de l'Epée. Depuis l'introduction de la méthode orale, les institutions de sourds-muets sont autant de laboratoires de la parole. Quoi de plus logique que d'y annexer un institut d'orthophonie?

Sans nous préoccuper de l'organisation de cet Institut, nous tenons à mettre en relief que le séjour prolongé des élèves, l'influence permanente des professeurs, enfin le traitement rationnel auquel les bègues seraient soumis, constituent les conditions les plus favorables pour mener à bien cette tâche ardue qu'est le redressement du bégaiement.

Il va de soi que cet Institut conviendrait en même temps aux sourds adultes désireux d'apprendre à lire sur les lèvres, comme à toutes les personnes affectées de vices de prononciation. Quand nous aurons dit que le médecin en chef de la Clinique otologique de l'Institution nationale des sourds-muets de Paris, M. le Dr A. Castex, est tout acquis à cette idée, il ne nous restera plus qu'un vœu à formuler: c'est que les pouvoirs publics comblent enfin une lacune dont le monde des travailleurs est le premier à souffrir.

Conclusions.

1. — Le vice de prononciation connu sous le nom de bégaiement se rattache aux troubles de la parole déterminés par une altération des fonctions de la respiration, de la phonation et de l'expression de la pensée.

2. — Le docteur A. Castex, fondateur du cours d'orthophonie annexé à la Clinique otologique de l'Institution nationale des sourds-muets de Paris le définit : un trouble de la parole qui consiste dans la difficulté d'émission et dans la répétition de certaines syllabes. Il dépend surtout d'un mauvais fonctionnement de la respiration.

3. — Pour instituer un traitement curatif du bégaiement, il importe de se renseigner sur ses origines.

4. — C'est d'abord une contraction spasmodique du diaphragme de laquelle résultent une inspiration subite, ou un arrêt brusque de l'expiration, avec occlusion complète de la glotte.

5. — Viennent ensuite des causes d'ordre purement psychique.

a. — Manque de coordination entre l'élaboration de la pensée et son émission verbale, soit que les idées se heurtent en foule dans le cerveau, soit que les conceptions mentales s'effectuent trop lentement.

b. — Imitation ; hérédité. Nous n'avons pas constaté l'existence de la crampe du diaphragme chez les bègues par imitation.

c. — Phénomènes émotifs purs : vive surprise, peur, sensibilité excessive, timidité native, sans oublier les secousses nerveuses consécutives aux mauvais traitements.

6. — A ces causes, on peut adjoindre les lésions cérébrales, les traumatismes et l'excitabilité sexuelle.

7. — Un premier examen du sujet atteint de bégaiement révèle : ou une répétition inusitée de certains éléments phonétiques, ou l'impossibilité absolue d'attaquer la première lettre du mot ou de la phrase qu'il s'agit de prononcer.

8. — Des mouvements choréiques des lèvres et de la langue apparaissent. La face se congestionne. Le regard est d'une fixité troublante. Les joues se gonflent. La langue se fixe en un point de la cavité buccale et résiste à la volonté du sujet. Un frémissement particulier des ailes du nez est à noter.

9. — On constate fréquemment des mouvements répétés de la tête, des bras et des jambes.

10. — Les troubles respiratoires déterminent une réelle fatigue dans la région du larynx et une sensation parfois douloureuse à l'épigastre.

11. — L'anomalie de la fonction respiratoire se décèle par des mouvements saccadés et une irrégularité évidente dans le rythme respiratoire. Les respirations à la minute sont trop nombreuses.

12. — Il est des cas de bredouillement qu'il ne faut pas confondre avec le bégaiement vrai, lequel débute dans l'enfance, revêt un caractère d'intermittence, est provoqué par des troubles respiratoires et disparaît dans le chant.

13. — L'éducation de la volonté du sujet prépare le traitement proprement dit.

14. — Celui-ci implique, avant tout, des exercices de rééducation respiratoire. Le type costo-abdominal mérite nos préférences.

15. — On procède ensuite à une étude méthodique des éléments phonétiques.

16. — Des exercices combinés de respiration et de vocalisation sont alors possibles. Ils préparent la syllabation et l'étude de la phrase.

17. — Les conditions d'émission de la phrase, comme aussi la lenteur du débit, seront l'objet de soins attentifs. En outre, nous aurons souvent recours aux dictées suivies de répétitions orales.

La lecture à haute voix ne nous satisfait pas : l'effort mental qu'elle exige étant nul ou à peu près.

18. — A ce traitement purement phonétique on peut alors substituer un traitement psycho-phonétique, en vue d'initier l'élève à la correcte construction mentale des expressions qu'il désire prononcer. Au cours de ce nouvel apprentissage de la parole, qui résume la cure pédagogique du bégaiement, la conversation est en effet le but suprême vers lequel tendent tous nos efforts.

19. — Le traitement rationnel du bégaiement justifie la création d'un institut d'orthophonie.

20. — Il paraît logique de l'annexer à l'Institution nationale des sourds-muets de Paris. C'est au corps enseignant de cet établissement que M. André Castex a fait appel pour organiser le cours d'orthophonie, dont la fondation lui fait le plus grand honneur.

Nasillement
Bec-de-lièvre : fissures palatines

(Traitement orthophonique post-opératoire)

PAR

Edouard DROUOT

Professeur à l'Institution nationale des Sourds-Muets de Paris
et au cours d orthophonie.

Si on observe la partie supérieure de l'appareil phonateur à l'état de repos, on voit que le voile du palais se rapproche plus ou moins de la partie postérieure assez fortement voûtée du dos de la langue et qu'il s'y appuie même dans certains cas, séparant ainsi la cavité buccale du pharynx. Au moment de l'inspiration, l'air pénètre par les narines, traverse successivement le pharynx, le larynx, entre dans la trachée artère pour arriver aux poumons. Au cours de l'expiration, l'air suit le même chemin, mais en sens contraire.

Si le sujet observé prononce la voyelle pure *a* (fig. 13), la bouche s'ouvre sans exagération, les incisives supérieures étant en partie visibles; celles d'en bas sont cachées par la lèvre inférieure, leur sommet seul est visible ; la langue, mollement étendue sur le plancher de la bouche, a sa pointe derrière les incisives inférieures; le voile du palais abandonne la position de repos qu'il occupait et se rapproche de la paroi postérieure du pharynx. En même temps, il se forme dans cette paroi même, ainsi que Passavant en fit le premier la remarque (1), un bourrelet transversal faisant saillie de 5 ou 6 millimètres et large de 9 à 12 millimètres dans la direction de haut en bas. Ce bourrelet vient à la rencontre du voile pour contribuer à fermer avec lui la voie nasale.

(1) Passavant, *De l'occlusion du pharynx dans l'acte de la parole*, Francfort-sur-le-Mein, 1863.

Il ne faudrait pas croire cependant que cette occlusion soit complète et exactement la même pour tous les sons. Czermak a démontré que le degré d'élévation du voile varie suivant les phonèmes. Mais, d'une manière générale, l'ouverture est toujours suffisante pour obliger la colonne d'air sonore à s'échapper par la bouche.

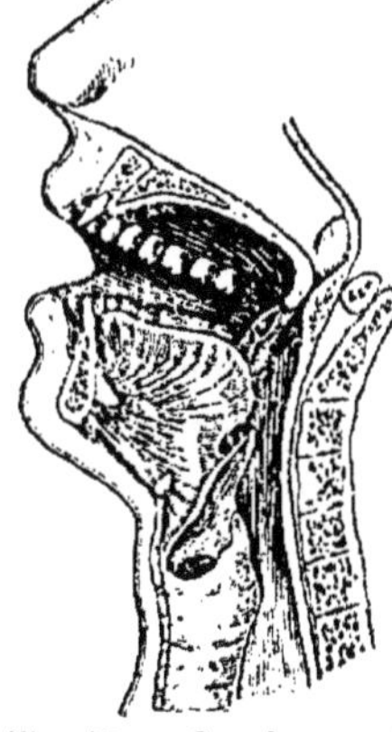

Fig. 13. — Son A : *a*, voile du palais ; *b*, bourrelet pharyngien.

Après avoir donné le son *a*, si le sujet émet la voyelle nasale *an* (fig. 14) nous remarquerons aussitôt des changements notables. L'ouverture de la bouche est à peu de chose près la même, mais le voile du palais s'abaisse et se rapproche de l'orifice buccal, la langue opère un léger mouvement de recul, tandis que sa base s'élève quelque peu, les organes se placent de telle sorte qu'une partie du souffle peut s'échapper par les fosses nasales.

On voit d'après cela que la voyelle nasale *an* est formée de deux éléments bien distincts alliés dans une proportion déterminée : le son buccal *a* auquel vient s'ajouter une résonance nasale produite par l'abaissement partiel du voile d'une part, le recul et l'élèvement de la langue d'autre part. Si notre sujet émet successivement *o* et *on*, *è* et *in*, *eu* et *un*, c'est-à-dire les sons nasaux précédés de la voyelle pure correspondante, on voit que le même phénomène se reproduit : en passant de la voyelle pure à la nasale correspondante, l'ouverture buccale ne change pas ou presque pas, mais le voile du palais et la langue vont à la rencontre l'un de l'autre afin d'obliger le courant d'air expiré à passer en partie par les fosses nasales.

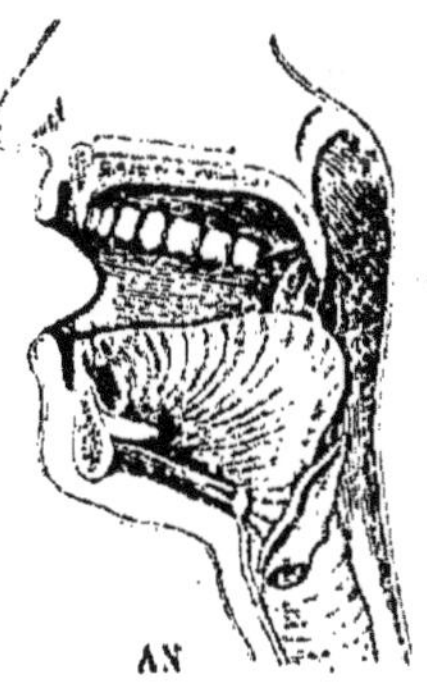

Fig. 14. — Son AN

Au cours de l'émission des diverses consonnes, le voile du palais est relevé à peu près dans la position qu'il occupe pour *a*, excepté toutefois pour les consonnes nasales *m*, *n*, *gn*, où il est plus ou moins abaissé.

De tous ces faits on peut déduire que dans tous les cas où un élément quelconque est affecté d'un caractère nasal, ce défaut résulte d'un léger relèvement de la base de la langue et surtout de l'abaissement du voile du palais qui rend possible l'écoulement de la colonne d'air sonore par les fosses nasales. La langue intervient bien dans ce qu'on pourrait appeler la nasalisation des sons, mais il est évident que le voile du palais joue un rôle prépondérant.

On peut se rendre aisément compte qu'il est possible de nasaliser un son quel qu'il soit, en laissant la langue immobile ; il suffit pour cela d'abaisser le voile du palais, un peu plus peut-être qu'on ne le fait d'ordinaire.

Les choses se passent ainsi dans la parole courante ; mais si, pour une raison quelconque, le voile du palais ne fonctionne pas ou fonctionne mal, si la langue elle-même se recule trop, il arrive que certains éléments dépourvus de tout caractère nasal sont affectés d'un timbre nasillard plus ou moins accentué ; les sujets qui ont ce défaut parlent du nez. On dit qu'il sont atteints de *nasillement*, de *nasonnement*, de *dyslalies nasales* ou de *rhinolalies*, le nom ne fait rien à la chose. Cependant, certains auteurs ont établi une distinction entre le *nasillement* et le *nasonnement*. Il y a *nasillement*, dit Rouma, lorsque les articulations défectueuses sont simplement nasalisées et *nasonnement* quand les phonèmes sont non seulement nasalisés, mais encore déformés (1). La distinction a peut-être sa raison d'être, car il peut arriver, en effet, qu'un son soit nasalisé, et, de plus, incorrect. Le nasonnement, on le comprend, est alors plus grave que le simple nasillement.

Pour E. Fournié, le nasonnement est l'effet d'un obstacle apporté au libre écoulement du son par les fosses nasales pendant la formation de certains éléments, cet obstacle forçant le son à retentir plus qu'il ne conviendrait. *Le nasillement au contraire est une voix particulière qui retentit spécialement dans les fosses nasales, par suite de la juxtaposition anormale de la base de la langue et du voile du palais ;* il en résulte le timbre criard, désagréable qui caracté-

(1) Rouma, *Les Troubles de la parole*, p. 65.

rise ce trouble. On voit, d'après cela, que Rouma et Fournié se servent d'appellations identiques pour désigner des troubles entre lesquels il existe une différence appréciable. En parcourant la littérature consacrée aux défauts dont nous nous occupons, on ne tarde pas à s'apercevoir que les auteurs qui ont écrit sur cette question sont loin d'être d'accord sur des points pourtant essentiels.

***

Le nasillement et ses causes. — Le nombre des troubles appartenant à cette catégorie est fort grand. Lorsqu'on recherche leurs causes, on voit que la plupart doivent être attribués au voile du palais, ainsi qu'on peut s'y attendre d'après ce que nous venons de dire au sujet du rôle de cet organe dans la formation des sons nasaux.

Ces blésités résultent d'ordinaire, non d'un défaut de l'organisme, mais du jeu défectueux de l'une quelconque des parties de l'appareil phonateur ; il s'agit simplement d'une inhabileté qui peut être corrigée au moyen d'une rééducation appropriée. Il n'en est pas de même en ce qui concerne les rhinolalies. Assez souvent, elles résultent, non pas du mauvais fonctionnement du voile, mais d'une imperfection grave, congénitale ou acquise, de cet organe : paralysie ou insuffisance du voile, fissures ou perforations vélaire et parfois palatine.

Au dire de Kussmaül, la dyslalie nasale ou rhinolalie est *ouverte* ou *fermée* (1). La première peut être occasionnée, dit-il, par la paralysie diphtérique du voile du palais qui est bilatérale ; elle peut résulter de destructions syphilitiques ou diphtériques, de fissures de la partie osseuse ou fibreuse du palais qui intéressent parfois le voile, et de paralysies unilatérales de ce dernier organe.

Kussmaül a observé que la formation des consonnes est plus difficile que celle des voyelles et que, dans les cas de fissure palatine, le degré de désordre dépend moins de l'étendue que du siège du hiatus. Dans les fissures totales, les fonctions des lèvres et des dents, en tant qu'organes jouant un rôle dans la phonation, s'accomplissent mal. Cette remarque est parfaitement exacte ; il

(1) Kussmaül, *Les Troubles de la parole*, p. 323.

nous a été donné d'en faire l'observation sur des sujets atteints seulement de fissures partielles. Kussmaül estime que les opérations d'*uranoplastie* et de *staphyloraphie* ne font, en général, disparaître que d'une manière incomplète les troubles résultant des perforations. Il rapporte cette opinion de Passavant que des exercices faits durant des années, et une opération pratiquée dans l'enfance, ne permettent pas toujours de dissimuler le désordre de la parole ; on doit s'estimer heureux si on obtient une amélioration sensible. Cela vient de ce que la langue, à la suite de l'opération, se meut avec difficulté dans un espace plus restreint et surtout, ajouterons-nous, des habitudes vicieuses qu'elle a contractées antérieurement, en particulier de la tendance à diriger sa pointe en haut, dans la direction de la fissure qui existait au préalable. C'est pourquoi le chirurgien V. Trélat faisait commencer les exercices d'orthophonie avant même d'opérer.

La brièveté, la dureté et la densité du tissu cicatriciel du voile du palais — et son inexpérience aussi, pensons-nous, — limitent ses mouvements et font souvent que l'occlusion de la voie nasale est insuffisante. Les muscles ont besoin d'un certain laps de temps — et d'exercices appropriés surtout — pour acquérir une souplesse suffisante. Langenbeck a vu la parole devenir normale en l'espace d'un an et même plus tôt, quand l'intelligence et l'exercice apportaient leur concours. D'ordinaire, les résultats sont meilleurs dans les affections acquises, et cela se comprend aisément, les organes ayant fonctionné auparavant d'une façon normale.

A en croire Kussmaül, les obturateurs faisant disparaître souvent d'une façon complète les défauts de parole, surtout quand il s'agit de perforations acquises, la prothèse aurait remplacé l'uranoplastie. C'était peut-être vrai à l'époque où l'auteur écrivait, mais il n'en est plus de même aujourd'hui. Kussmaül ajoute cependant que les obturateurs ne sont pas toujours supportés, et qu'ils produisent parfois une irritation inflammatoire capable d'accroître le défaut. De plus leur prix de revient est élevé et ils ont besoin d'être renouvelés assez fréquemment.

A l'encontre des fissures palatines, les divisions de la luette n'ont aucune influence sur la parole.

La rhinolalie close peut être produite par l'hypertrophie des amygdales, l'adhérence du voile avec le pharynx ou bien encore par des polypes; elle peut également résulter de ce que les fosses nasales sont oblitérées par un gonflement inflammatoire, des mucosités ou des corps étrangers.

D'après de Meyer (1) la voix nasillarde peut avoir deux causes : les fosses nasales n'offrent point à l'air de passage praticable, ou l'ouverture de la voie aérienne nasale n'est pas maintenue convenablement ouverte.

L'occlusion des fosses nasales peut provenir de l'obstruction du nez par un corps étranger, des mucosités ou des polypes.

Il arrive que le gonflement des amygdales mette obstacle au jeu complet du voile ; parfois il s'agit simplement d'une mauvaise habitude consistant à ne pas relever suffisamment le voile du palais.

Chervin est d'avis que le nasillement résulte d'une mauvaise habitude ou d'un état pathologique (2). Il peut aussi être héréditaire, et dans ce cas, l'imitation joue un rôle important. Le nasillement pathologique provient de causes qu'il faut tout d'abord faire disparaître : fissures palatines ou insuffisance vélo-palatine. Chervin estime avec Lermoyez que la persistance du nasillement chez certains opérés d'uranoplastie ou de staphylorraphie est due à l'insuffisance vélo-palatine. A première vue, rien n'explique la dyslalie. « Le palais n'est pas perforé, le voile est normal et mobile, le cavum est libre. Cependant, observez attentivement ; l'espace naso-pharyngien est trop grand et le voile n'arrive pas à le fermer. Touchez du doigt : il y a, cachée par la muqueuse, une profonde échancrure de la voûte osseuse palatine. Mesurez avec soin les parties : le palais est trop court, le cavum est trop profond. Enfin la bifidité de la luette, stigmate constant, témoigne d'un trouble dans l'évolution buccale (3). »

On peut se trouver en présence de la malformation contraire, c'est-à-dire d'une exagération de la longueur du voile du palais produite par une diminution congénitale du diamètre antéro-postérieur du pharynx avec aplatissement de la voûte palatine,

(1) De Meyer, *Les organes de la parole et leur emploi pour la formation des sons du langage* (Traduction française par O. Claveau).

(2) Chervin, *Bégaiement et autres maladies fonctionnelles de la parole.*

(3) Lermoyez, L'Insuffisance vélo-palatine (*Annales des maladies de l'oreille et du larynx* 1892).

ce qui contribue à diminuer la hauteur de la cavité buccale. Mais qu'il s'agisse d'insuffisance ou d'exagération vélaire, l'orthophonie seule peut être utile. Le trouble s'atténue avec l'âge et les exercices orthophoniques font le reste.

Lorsque le nasillement est dû à des polypes ou des végétations adénoïdes, il faut les opérer et d'ordinaire le défaut disparaît. Cependant, il peut arriver qu'il persiste en raison des modifications osseuses qui se sont produites, par suite aussi de l'inhabileté du voile à se mouvoir et de l'accoutumance de l'oreille, qui, habituée qu'elle est à entendre prononcer des éléments défectueux, devient incapable d'accomplir sa fonction d'organe de contrôle.

En ce qui concerne les fissures palatines, Chervin estime que la gravité des troubles qui en résultent dépend moins de l'importance des fissures que du plus ou moins d'ouverture existant entre le pharynx et le voile. Cet auteur préfère l'opération chirurgicale à l'appareil prothétique ; on ne doit avoir recours à ce dernier, ainsi que le dit Trélat, que dans les circonstances suivantes : 1° échecs opératoires irréparables : 2° divisions inopérables en raison de leur étendue ; 3° refus de toute opération sanglante. Dans tous les cas où le parallèle peut être établi, la prothèse ne donne pas ultérieurement de meilleurs résultats orthophoniques que l'opération chirurgicale.

Chervin cite l'opinion de Sebileau qui affirme que le sujet parle d'ordinaire moins bien après l'opération qu'avant : « Les malades ont des muscles atrophiés ; ils ont surtout des muscles dont ils ne savent pas se servir et non pas pendant des mois, mais pendant des années, ils continuent à parler d'une manière défectueuse. » Ce temps, il est vrai, peut être considérablement diminué par des exercices bien dirigés.

Dans les cas de perforations acquises (blessures d'armes à feu, syphilis, scrofule), le trouble phonateur est moins grave que quand il s'agit de perforations congénitales. Il ne consiste qu'en nasonnement plus ou moins accentué qui disparaît une fois la perforation bouchée, surtout si l'opération suit d'assez près l'accident qui a provoqué la fissure.

Le Docteur Castex s'est occupé lui aussi des dyslalies nasales(1).

(1) Castex, *Maladies de la voie.*

Le caractère nasillard ou nasonné de la parole, dit-il, peut avoir deux causes opposées : 1° Les voies nasales ont leur capacité diminuée par suite de rhumes de cerveau ou de polypes du nez ; c'est la *rhinolalie fermée ;* 2° les voies nasales sont trop spacieuses en raison de la paralysie du voile qui laisse la voix s'échapper par les fosses nasales : c'est la *rhinolalie ouverte.* Ce genre de rhinolalie peut être produit par une malformation assez rare : la brièveté congénitale de la voûte palatine.

Il peut arriver que nulle lésion visible n'explique le nasillement qui apparaît dans l'enfance et s'accentue avec l'âge. Dans ce cas, il est la résultante d'une conformation spéciale des résonnateurs et seule l'orthophonie peut l'atténuer.

Les rhinolalies, au dire de Rouma (1), résultent de ce fait que la voie nasale peut être ouverte quand elle devrait être fermée et réciproquement.

La voie nasale peut être ouverte en permanence et donner à tous les sons et articulations une résonance nasale : il s'agit alors de *rhinolalie ouverte.* Ses causes sont les suivantes : le voile du palais est trop court et n'arrive pas à fermer le pharynx nasal ; des massages ou une opération suivis d'un traitement orthophonique approprié peuvent, en pareil cas, amener de sérieuses améliorations ; ou bien le palais est perforé et il y a lieu de faire une opération spéciale qui doit être suivie d'un traitement orthophonique approprié, comportant une gymnastique spéciale du voile du palais.

Lorsque la voie nasale est obstruée, elle ne permet plus l'émission des éléments nasaux, *m* devient *b*, *n* et *gn* deviennent *d*. Cette obstruction donne du reste à toutes les articulations le timbre spécial qui caractérise la parole des personnes enrhumées du cerveau. Il s'agit alors d'une *rhinolalie fermée.* L'hypertrophie des amygdales, l'adhérence du voile au pharynx, les végétations adénoïdes ou des polypes, le gonflement inflammatoire passager peuvent aussi produire ce trouble. En pareil cas, une intervention chirurgicale ou médicale doit précéder tout traitement orthophonique. Ce défaut peut exister chez des enfants dont les voies respiratoires supérieures sont normalement conformées ; le trouble provient

(1) Rouma, *Troubles de la parole.*

alors de l'imitation. Rouma cite le cas d'un enfant de six ans bien constitué qui parlait comme son frère âgé de huit ans, lequel était atteint de rhinolalie ouverte due à des fissures palatines (1).

D'après Herlin (2), il peut se présenter deux cas : les organes vocaux sont parfaitement conformés ou bien ils sont atteints de quelque imperfection. Dans le premier cas, la voix nasillarde est le résultat d'une manœuvre fausse ou incomplète : le voile du palais, trop faible ou inhabile, ne se relève pas suffisamment ni avec assez de force pour réaliser l'occlusion totale des fosses nasales ; en même temps, la langue se retire en arrière sans nécessité et sa base se relève plus qu'il ne faudrait, rendant ainsi l'accès de l'air dans la bouche plus difficile et obligeant ce dernier à s'échapper par le nez. C'est avec raison que Herlin fait intervenir cette fausse manœuvre de la langue ; ce qu'il dit à ce sujet concorde avec les observations qu'il nous a été donné de faire à différentes reprises. Parfois même la voix nasillarde n'a d'autre cause qu'un recul et un relèvement trop accentué de la base de la langue. Herlin, comme Rouma, est d'avis que ce défaut peut s'acquérir par imitation.

Quand il s'agit de causes organiques, le voile du palais peut manquer totalement, être trop court, divisé, paralysé, gêné par le gonflement des muqueuses ou la présence de polypes. L'occlusion des fosses nasales est alors nulle ou incomplète, surtout si les cavités du pharynx et du nez ont un développement exagéré, le souffle sonore pénétrant alors dans les fosses nasales. L'intervention du chirurgien peut être indispensable dans certains cas, mais il faut qu'elle soit suivie d'une rééducation orthophonique comportant des exercices de gymnastique du voile, des exercices de souffle, de phonation, d'articulation. Le résultat est d'autant meilleur que l'opération a remis l'organe dans un état se rapprochant plus de l'état normal. La diction sera toujours améliorée. Le massage du voile peut augmenter la souplesse et la vigueur de cet organe.

Si le palais est perforé complètement ou sur une certaine étendue, on peut intervenir de deux manières : poser un palais artificiel, ou pratiquer une suture. Toutes les fois que cette dernière

(1) Nous avons cité plusieurs cas de troubles acquis par contagion psychique dans un travail antérieur : *Les Troubles de la parole chez l'enfant.*
(2) Herlin, *Éléments d'orthophonie.*

est possible, elle donne de meilleurs résultats au point de vue de la parole.

Dans les cas de perforations acquises résultant d'accidents ou de maladies telles que la syphilis et la scrofule, le nasonnement disparaît souvent en même temps que la fissure qui l'avait occasionné. Il peut arriver cependant que les voyelles conservent le timbre nasillard ; on y remédie en recourant aux exercices d'orthophonie.

Le bec-de-lièvre simple, sans fissure palatine et intéressant uniquement les lèvres, ne gêne en rien la prononciation s'il a été bien opéré. Toutefois, lorsque la restauration de la lèvre est imparfaite, certaines consonnes, les labiales surtout, peuvent être déformées, mais il est possible de corriger ces défauts, de les améliorer tout au moins. Quand il s'agit d'une fissure du palais d'origine congénitale, après comme avant l'opération, la parole est absolument incompréhensible, l'intervention chirurgicale n'apportant aucune amélioration : les voyelles sont nasalisées et les consonnes déformées, seuls les sons nasaux *m* et *n* sont articulés distinctement. Les sifflantes elles-mêmes laissent à désirer. Une rééducation orthophonique complète est nécessaire. Les exercices de souffle, de gymnastique du voile doivent être longuement continués ; de plus, il faut étudier les divers éléments un à un, dans un ordre logique. La tâche est longue et délicate et si on n'obtient pas une guérison complète, du moins peut-on compter sur une amélioration considérable.

Le professeur Coissard (1) s'est occupé plus particulièrement du bec-de-lièvre avec ou sans fissure palatine. Il est assez partisan de la prothèse.

Bec-de-lièvre et fissure palatine altèrent profondément la phonation et l'articulation. Il y a difficulté et parfois impossibilité absolue d'émettre les explosives, *p*, *b* et les sifflantes *f*, *v* chez les sujets atteints de division labiale. Quand il existe en outre une fissure vélo-palatine, les dyslalies labiales se compliquent d'une nasalité fort désagréable qui rend la parole incompréhensible.

D'après ce qui précède, on voit que le nasillement chez un sujet

(1) Coissard, *Les Troubles de la parole chez les enfants atteints de malformation des lèvres et de fissures vélo-palatines.*

qui paraît normalement conformé ou qui a été opéré de fissures vélo-palatines résulte le plus souvent du fonctionnement défectueux du voile. Examinons d'après les auteurs qui se sont occupés de la question dans quelles limites doit se mouvoir cet organe pour remplir son rôle.

Lermoyez a mesuré le diamètre antéro-postérieur de la voûte palatine qui doit être en moyenne de 61 millimètres chez l'adulte. Si son développement est inférieur, le voile du palais ne peut plus s'appliquer contre la paroi postérieure du pharynx et le sujet nasille.

Toutefois, il ne faudrait pas croire que le degré d'élévation du voile du palais doive être le même pour tous les sons. Czermak l'a démontré, c'est pour *i* qu'il est le plus accusé, puis cela va en décroissant d'après cet ordre : *i*, *ou*, *o*, *é*, *a* (1).

Passavant a observé que, chez certaines personnes, l'occlusion n'est pas absolue pour *a*, *o*, *ou*, sans que pour cela ces voyelles subissent une altération quelconque. Mais, passé un certain degré, la voix nasillarde se produit sur-le-champ. D'après les expériences de cet auteur, il ne faut pas que l'orifice mesure plus de 28 millimètres carrés, 27 pour les consonnes et 30 millimètre en nombre rond pour les voyelles.

Les expériences de Czermak et de Passavant ont prouvé en outre que la pression exercée par le voile du palais n'est pas la même pour toutes les voyelles : elle décroit au fur et à mesure qu'on prononce les sons dans l'ordre donné plus haut : *i*, *ou*, *o*, *é*, *a*. Il en résulte que l'*a* est de tous les sons celui qui devrait être le moins nasalisé, puisqu'il n'exige pas une pression trop forte ; c'est, d'ailleurs, ce qui se produit généralement.

Le Docteur Scheier (de Berlin) a étudié le jeu du voile du palais aux rayons X (2). Il est d'avis que cet organe et la langue jouent le rôle le plus important dans la phonation. De ses travaux il résulte que *a* est le son pour lequel le voile se soulève le moins. Il se soulève de plus en plus si l'on passe de *a* à *e*, à *o* et à *ou* pour atteindre son maximum d'élévation avec *i*. Plus le ton est haut, plus le voile est relevé. Les voyelles prononcées à voix

(1) Czermak, Du rôle du voile du palais dans l'émission des voyelles pures. (*Compte rendu des Sciences de l'Académie de Vienne*, mars 1857).

(2) *La Voix* (nov. 1897).

haute soulèvent plus le voile que dans la prononciation à voix basse. Les voyelles et consonnes nasales ne le soulèvent que très peu. Ces données, on le voit, se rapprochent assez de celles obtenues par Czermak et Passavant.

Le Professeur Pierre Marie a observé, lui aussi, le jeu du voile du palais dans son service de l'hospice de Bicêtre sur un malade porteur d'une brèche orbito-nasale d'origine chirurgicale (1).

Il a constaté la formation du bourrelet laryngien dont il a été parlé plus haut et qui vient s'accoler au bord libre du voile et observé que l'occlusion est plus ou moins complète suivant la nature du son émis. Pour les voyelles, le relèvement du voile et la projection en avant du bourrelet pharyngien varient en suivant une progression croissante de *a* à *e*, à *o* et *u* puis à *i*. Ces indications concordent avec celles que nous venons de rapporter. Pour les consonnes, l'amplitude des mouvements du voile dépend de la voyelle qui est associée à la consonne : elle varie pour une même consonne en suivant la loi de la progression des voyelles dans l'ordre indiqué plus haut. Il est à remarquer toutefois que l'amplitude est plus accentuée pour la consonne associée à une voyelle que si cette dernière était donnée isolément. Nous tirerons parti de cette indication dans les exercices orthophoniques qu'il convient de faire pour corriger le nasillement.

Le Professeur P. Marie a trouvé que pour une même voyelle les mouvements du voile et du bourrelet pharyngien ne varient guère, quelle que soit la consonne qu'on y associe.

Fréquence des troubles et influence qu'ils exercent. — En 1906, Rouma a fait une enquête scolaire sur la fréquence des troubles de la parole chez les écoliers belges (2). Après avoir classé les diverses blésités en 13 groupes, il trouve que le nasonnement occupe le 7e rang (par ordre d'importance), chez les garçons avec 31 cas sur 9.155 enfants examinés et le 4e chez les filles avec 15 cas sur un total de 5.080 sujets observés.

En ce qui concerne les fissures palatines, Chervin a consulté les procès-verbaux des conseils de révision et ses recherches ont porté sur 10.000 conscrits examinés au point de vue médical de 1850 à 1869. Il en a trouvé 6, 9 pour 10.000 atteints de divisions

(1) *La Voix*, juin 1900.
(2) ROUMA, *Enquête scolaire sur les troubles de la parole.*

congénitales des lèvres, de la voûte palatine et du voile du palais; de plus, il a remarqué que ces affections sont notablement plus fréquentes dans la région du Nord, sans pouvoir donner une explication de ce fait (1).

Il peut arriver que la voûte palatine manque en grande partie et même en totalité : ce cas, extrêmement rare, est dénommé *gueule-de-loup.*

Le bec-de-lièvre atteint le plus souvent le côté gauche de la lèvre supérieure. Sur 41 sujets observés par Herlin, 38 avaient un bec-de-lièvre unilatéral gauche, 2 un bec-de-lièvre unilatéral droit et un bilatéral, mais aucun de la lèvre inférieure, ce cas étant extrêmement rare et fort grave.

Rouma, au cours de son enquête, a constaté que les troubles de la parole sont plus nombreux chez les garçons que chez les filles, chez les anormaux que chez les arriérés simples, chez les arriérés que chez les normaux. De plus ses recherches démontrent que les blésités, surtout quand elles ont un caractère grave, sont une cause indéniable d'arriération dans les études et qu'elles ont une influence fâcheuse sur le caractère des individus qui en sont atteints. Si, parmi les dyslalies sans nombre qu'il est possible d'observer, le simple nasillement n'est pas des plus graves, puisque, d'ordinaire, il ne compromet pas forcément la compréhension de la parole et ne gêne que dans une certaine mesure les communications orales, il ne saurait en être de même des troubles résultant de fissures palatines ou vélaires, qu'on les envisage avant ou après l'opération, celle-ci ne les faisant point disparaître. Dans la majorité des cas, il s'agit de troubles fort graves pouvant entraver d'une façon complète les communications orales. Les personnes atteintes se confinent parfois dans un mutisme absolu ; on cite le cas d'individus qui se condamnaient volontairement au silence et ne prononçaient que les quelques mots strictement indispensables, sachant que seules les personnes de leur entourage parvenaient à les comprendre. Celles-ci, même, ne saisissent pas toujours le sens de cette parole entièrement déformée où manquent un nombre plus ou moins grand de phonèmes. Elle n'a rien d'humain. Une mère, dit-on, comprend tou-

(1) Chervin, *Bégaiement et autres maladies fonctionnelles de la parole*, p. 313.

?eurs son enfant : c'est vrai dans la presque totalité des cas ; cependant, il nous est arrivé de voir des mamans ayant un enfant atteint de fissure palatine déclarer : « Ma fille se fait difficilement comprendre des personnes de la famille. Moi, je saisis mieux ce qu'elle dit. Toutefois, quand elle veut exprimer des idées qui sortent de l'ordinaire ou employer des mots dont elle ne se sert pas habituellement, il m'est impossible de la comprendre. »

On se fait sans peine une idée de l'influence fâcheuse qu'exerce un trouble de cette nature sur l'évolution intellectuelle de l'enfant qui en est atteint. C'est en écoutant ce qui se dit autour de lui que l'enfant normal acquiert des idées et les mots qui les expriment. Mais cela ne suffit point pour arriver à un développement intellectuel complet. Vient un moment où il est indispensable, pour aller plus avant, d'utiliser les connaissances acquises en les transmettant, d'employer les mots et les formules de langage connues. Il est bien évident que les sujets atteints de perforation palatine ou vélaire ne peuvent franchir qu'avec mille difficultés ce stade de l'acquisition de la parole. On peut affirmer qu'ils n'y réussiraient que dans une faible mesure, si l'on ne faisait disparaître assez tôt leur imperfection.

On a dit que le bec-de-lièvre, avec ou sans division palatine et vélaire, était un signe de dégénérescence ; la chose est possible ; mais ce qui est hors de doute, c'est que ce défaut de l'organe phonateur exerce une influence désastreuse sur le développement des facultés intellectuelles. Les sujets jeunes qu'il nous a été donné de voir étaient pour la plupart arriérés de deux ou trois ans, non seulement dans leurs études, ce qui se conçoit sans peine, mais aussi dans leur développement psychique.

Les gens intelligents, en général, savent mieux pallier une parole défectueuse que les faibles d'esprit qui ne tirent pas le meilleur parti possible de leur organe, même défectueux, ou ne comprennent pas l'état d'infériorité où les place leur infirmité.

***

Traitement orthophonique. — Etant donnée l'influence fâcheuse qu'exercent les troubles dont nous nous occupons, il importe d'y remédier si la chose est possible. Or, l'est-elle ? Oui, tous ces défauts, y compris les cas d'insuffisance ou d'exagération vélaire, mais excepté ceux de paralysie du voile toutefois, sont justiciables d'un traitement orthophonique rationnel. D'ordinaire il est d'assez longue durée, surtout si l'on veut qu'il produise tous ses effets. Il est impossible de fixer une durée précise, car il faut tenir compte de la gravité du trouble, du plus ou moins de fréquence des exercices, de l'attention qu'apporte l'élève au cours du traitement et de la façon dont il s'observe en parlant, autant de choses qui varient d'un sujet à l'autre. D'une manière générale, il faut compter au moins six mois, et, dans certains cas, un an, voire même dix-huit mois d'un travail sérieux et d'une application soutenue. La tâche est double en somme : il s'agit tout d'abord de faire disparaître des habitudes vicieuses, parfois profondément enracinées et ensuite d'en contracter de nouvelles ; quelques semaines de travail ne sauraient suffire. Si dans certains cas la déchéance de la parole est excessivement rapide, on sait, d'autre part, combien son acquisition et le moindre perfectionnement coûtent d'application et de ténacité. Avec le temps, l'amélioration sera toujours certaine et très appréciable, mais il arrivera parfois, surtout dans le traitement post-opératoire des fissures, qu'on ne pourra faire disparaître toute trace de nasonnement. Il vaudrait mieux, certes, qu'il en fût autrement, mais dès l'instant où la parole, de confuse et incompréhensible qu'elle était primitivement, devient intelligible pour tous, il faut s'estimer heureux et se contenter d'un résultat aussi satisfaisant. Ce n'est pas seulement notre opinion que nous reproduisons ici, mais celle de tous les maîtres qui se sont occupés de la question. Voici du reste ce que Chervin dit à ses élèves opérés de fissures : « Je me charge de vous apprendre à prononcer clairement et distinctement toutes les voyelles, toutes les consonnes ; je vous donnerai un langage aisément compréhensible, mais je n'espère pas faire disparaître entièrement le nasonnement ; il diminuera considérablement d'intensité, mais vous parlerez toujours du nez. En un mot, vous ne parlerez jamais *comme tout le monde* (1). »

Nous allons voir en quoi consiste le traitement orthophonique.

Le bec-de-lièvre simple, c'est-à-dire sans fissure palatine ou vélaire, met obstacle à la prononciation des labiales *p*, *b*, *m*. Lors-

(1) CHERVIN, *Bégaiement et autres maladies fonctionnelles de la parole*, p. 372.

qu'il a été bien opéré, la prononciation redevient normale. Tout au plus est-il nécessaire de faire quelques exercices de gymnastique labiale afin de donner aux lèvres la souplesse qu'elles doivent avoir pour remplir convenablement leur rôle. Nous verrons dans la suite en quoi consistent ces exercices. Quand la restauration de la lèvre est imparfaite, il peut arriver que certaines consonnes soient déformées, les labiales surtout, mais il est possible de corriger ces imperfections, de les améliorer tout au moins.

En ce qui concerne le nasillement, il y a lieu d'établir une distinction entre le nasillement simple produit par le mauvais fonctionnement d'un organisme normal et le nasillement qui résulte d'imperfections de l'organisme : perforation du palais ou du voile, insuffisance ou exagération vélaire, etc. Ce dernier cas est le plus grave ; il exige un traitement ordinairement plus long et nous venons de voir qu'on n'obtient parfois que des résultats incomplets, quoique très appréciables.

Les exercices qu'il convient de faire pour amener la disparition du nasillement sont les mêmes que ceux employés couramment pour enseigner aux sourds-muets les sons nasaux. Les professeurs de sourds-muets sont donc aussi qualifiés que quiconque pour intervenir dans la correction de ces troubles. Herlin et Coissard, deux professeurs de sourds-muets, ont décrit dans leurs ouvrages (1) ces divers procédés ; nous ne ferons que les rappeler en y ajoutant toutefois les réflexions que la pratique nous a suggérées.

Tout d'abord, il faut examiner l'élève au point de vue physique et intellectuel; s'enquérir auprès de l'entourage de la manière dont s'est opérée l'acquisition du langage, de l'âge où l'enfant a commencé à parler. Il faut voir si sa santé est bonne, s'il n'a pas besoin d'être fortifié. L'organe nasal doit être l'objet d'un examen approfondi : il importe de voir si la langue et les lèvres fonctionnent normalement ; si la respiration est suffisante ; si le sujet sait respirer et employer à la phonation l'air qui s'échappe des poumons. On peut même, en utilisant le spiromètre, calculer, d'une part, le volume d'air inspiré, et, d'autre part, la quantité qui, en s'échappant par le nez, communique à la parole son timbre

(1) Ouvrages précédemment cités.

nasillard. Voici de quelle façon procède Coissard. Après une profonde inspiration, on fait souffler l'élève dans le spiromètre, en ayant soin de lui pincer les narines pour que tout l'air s'échappe par la bouche et on note la quantité rejetée. Après quelques instants de repos, on recommence l'expérience sans pincer les narines cette fois. L'occlusion pharyngo-palatine étant incomplète, une partie de l'air emmagasiné dans les poumons s'échappe par le nez, et on trouve que la quantité d'air expulsée est moindre. La différence entre le premier nombre et le second représente précisément la quantité d'air qui s'est échappée par le nez. On peut, au cours du traitement, recommencer cette expérience afin de voir si une amélioration se produit.

L'état de la dentition ayant son importance, il faut faire retoucher cette dernière si le besoin s'en fait sentir.

En ce qui concerne l'examen intellectuel, il ne faut pas s'en rapporter toujours au dire des parents qui, la plupart du temps, sciemment ou inconsciemment, font leur enfant plus intelligent qu'il ne l'est en réalité ; d'ailleurs, deux ou trois séances permettront de remettre les choses au point et de s'en faire une idée à peu près exacte.

Cela fait, on doit procéder à l'examen détaillé de la parole. Tout d'abord, pour se rendre compte des progrès qui seront réalisés ultérieurement, il est bon, ainsi que le conseille Coissard, d'enregistrer au moyen du phonographe et avant tout traitement, la façon vicieuse de s'exprimer.

On passe ensuite en revue les trente sons de la langue, voyelles et consonnes. Le meilleur moyen consiste à les faire prononcer isolément, puis incorporés dans des syllabes ou des mots aussi courts que possible, en ayant soin de noter au fur et à mesure toutes les imperfections qu'on relève.

Une fois en possession d'indications précises sur le nombre des éléments défectueux, on commence le traitement orthophonique proprement dit.

Au cas où la quantité d'air introduite dans les poumons serait insuffisante, il faut développer la capacité pulmonaire au moyen d'exercices respiratoires accompagnés de mouvements des bras qui favorisent le développement de la cage thoracique. L'inspiration qui peut être plus ou moins prolongée s'effectue, tandis que le sujet élève les bras horizontalement ou verticalement, et l'expiration, dont la durée doit être plus longue que celle de l'inspiration, a lieu tandis que les bras reviennent dans la position normale, c'est-à dire les mains contre les cuisses. Il est possible de varier ces exercices quant aux mouvements des membres supérieurs qui les accompagnent.

Les sujets atteints de nasillement ayant une tendance à rejeter l'air expiré par le nez, puisque leur défaut n'a pas d'autre cause, il faut leur apprendre à expirer par la bouche seulement.

On y parvient au moyen des exercices suivants :

a) Faire souffler sur une feuille de papier tenue devant la bouche de façon à ce qu'elle oscille. Eloigner la feuille de plus en plus afin d'obliger le sujet à faire des efforts qui le forcent inconsciemment à relever le voile du palais.

b) Faire tourner un petit moulin en papier en soufflant dessus. Avoir soin de l'éloigner de plus en plus.

c) Faire rouler de la même manière une bille plus ou moins grosse placée sur une table ou mieux encore dans une règle longue de deux mètres environ, munie d'une rainure. Au cas où la règle ne serait pas graduée, on marque sur le bord au moyen d'un trait de craie les endroits où la bille s'arrête afin que l'enfant voie s'il fait des progrès. Il est évident que moins il s'échappe d'air par le nez, plus le courant d'air buccal est violent et plus la bille est poussée loin. Pour augmenter la difficulté, on peut, au lieu de tenir la règle horizontale, l'incliner légèrement, de façon que la partie la plus basse soit vers la bouche de l'élève.

d) Faire gonfler de petits ballons en baudruche en une seule émission de souffle.

e) Faire souffler sur un morceau de bouchon suspendu à un fil afin qu'il oscille, ou bien encore sur un morceau de duvet qu'on maintient le plus longtemps possible dans l'air en le faisant voltiger.

f) Faire éteindre une bougie posée sur une table ou tenue à la main à des distances de plus en plus grandes. Pour commencer on peut se servir d'une petite lampe à essence, genre Pigeon, qui s'éteint plus facilement qu'une bougie. On peut faire souffler à l'aide d'un tube en verre long d'une vingtaine de centimètres, afin que l'élève n'utilise point pour éteindre la flamme, surtout quand elle est peu éloignée, l'air qui s'échappe des narines. On peut encore faire tenir couchée le plus longtemps possible sans l'éteindre la flamme d'une bougie en soufflant dessus. Pour réussir, le sujet est obligé de modérer et de régler le débit de son souffle, autant de choses qui ont une très grande importance.

g) Faire des bulles de savon. Cet exercice ne doit intervenir qu'en dernier lieu, car il présente plus de difficultés que les précédents. Il exige en effet un débit régulier et mesuré du souffle, lequel ne doit être ni trop fort ni trop faible : il faut surtout que l'écoulement de l'air s'effectue par la bouche seule, car si la voie nasale n'est pas complètement fermée; il est impossible de former des bulles d'une certaine grosseur. Si le sujet y réussit, c'est la preuve que son voile fonctionne convenablement, que ce dernier peut remplir son rôle d'obturateur des fosses nasales dans la fonction phonatrice et que toute trace de nasillement doit disparaître. Malheureusement, si la restauration chirurgicale laisse à désirer — et ce n'est pas nécessairement la faute de l'opérateur qui fait parfois ce qu'il peut — il n'est pas toujours possible d'arriver à un résultat aussi beau.

Ces divers exercices de souffle convenablement faits et combinés avec les exercices de parole dont nous parlerons dans la suite suffisent pour faire disparaître le simple nasillement; mais lorsqu'il s'agit du traitement orthophonique post-opératoire du bec-de-lièvre avec ou sans divisions palatines et vélaires, il faut encore assouplir la langue et les lèvres pour mettre ces organes en état de remplir le rôle qu'ils doivent jouer dans l'articulation. Il arrive que les lèvres, même quand le bec-de-lièvre se réduit à la perforation du voile ou du palais, et alors qu'elles sont indemnes, manquent de force; nous avons vu des sujets qui étaient incapables de tenir avec les lèvres un objet même léger, un crayon, par exemple. On y remédie en faisant exécuter des exercices d'allongement des lèvres, de recul des commissures, en faisant tenir des objets de plus en plus lourds, un crayon, un porte-plume, une règle, une cuiller, etc., et cela pendant un temps de plus en plus long. On peut aussi opérer des massages qui donnent aux muscles des lèvres de la force et de la souplesse.

Chez les sujets atteints de fissures vélo-palatines les muscles de la langue manquent, eux aussi, de force et de souplesse. Parfois même, cet organe est hypertrophié. Après l'opération, comme la langue évolue dans un espace plus restreint, elle se trouve gênée dans ses mouvements et il est indispensable de faire son éducation. Assez souvent elle occupe pendant le repos et même au cours de la phonation une position anormale. Elle devrait, dans le premier cas, être posée sur le plancher de la bouche, la pointe derrière les incisives inférieures; or, il arrive que son extrémité a une tendance à se porter vers le palais; cela vient, nous l'avons dit plus haut, de l'habitude qu'elle avait avant l'opération de se diriger vers la fissure.

Les exercices à faire avec la langue sont les suivants :

a) Sortir cet organe de la bouche, puis le rentrer le plus possible, la pointe en haut ou en bas, en bas de préférence, surtout si le défaut que nous venons de signaler existe.

b) Sortir la langue de la bouche et porter sa pointe en haut, dans la direction du nez; en bas, vers le menton; à droite et à gauche.

c) La langue étant tirée le plus possible et la bouche grande ouverte, lui faire exécuter un mouvement de rotation de droite à gauche ou vice-versa, en suivant le contour des lèvres.

d) Exercer avec l'index une certaine pression sur la pointe de la langue. Celle-ci repoussera le doigt comme pour l'empêcher de pénétrer dans la bouche.

Nous allons nous occuper maintenant de la correction des éléments phonétiques défectueux. Il ne faut pas attendre pour commencer que tous les exercices dont il vient d'être question soient terminés.

Grâce à l'examen préalable qui a été fait, on a divisé les éléments phonétiques en trois groupes : 1° les phonèmes corrects et exempts de nasillement; 2° les éléments plus ou moins défectueux; 3° ceux qui manquent totalement.

En général, il faut partir des sons convenablement émis pour passer aux éléments défectueux et les obtenir aussi purs que possible.

Tous nos efforts doivent tendre à ce que le voile du palais arrive à son maximum de relèvement. Il faut pour cela obtenir que le dos de la langue et le voile du palais soient très écartés, c'est-à-dire abaisser le premier organe et relever l'autre. Pour y parvenir, Herlin indique les procédés suivants : Faire respirer violemment, la bouche très ouverte. Le puissant appel d'air qui en résulte relève fortement le voile du palais et creuse la partie postérieure de la langue. Si le voile du palais n'exécute pas suffisamment son mouvement ascensionnel, on ouvrira très fort la bouche en se regardant dans le miroir, on ne tardera pas à bâiller et alors le voile atteindra son maximum d'élévation. Cet exercice, répété un grand nombre de fois, finit par produire ses effets.

Quand le but est atteint, on passe aux exercices suivants qui doivent être faits, eux aussi, devant le miroir : 1° La bouche étant très ouverte, la langue et le voile du palais placés comme il est dit plus haut, on prononcera *a* fortement et longuement; 2° tout en émettant ainsi le son *a*, on lèvera lentement la pointe de la langue vers les gencives des incisives supérieures (en prononçant *a*, on empêche la partie postérieure de la langue et le voile de se déplacer); 3° on opère comme au 3e exercice, en supprimant l'émission de la voyelle; 4° on répète le 3e exercice en ajoutant une expiration non sonore d'abord, puis sonore légèrement. Un *e* faible se fera entendre dont on augmentera la force.

On peut aussi faire prononcer avec force les explosives *p* et *t*, suivies d'une voyelle : la syllabe prononcée purement, on fait prolonger la voyelle, puis on l'isole : le violent appel d'air nécessité par une brusque et puissante explosion du souffle contraint souvent le voile du palais à se relever suffisamment. Dans les cas peu graves, il suffit parfois de parler très haut pour augmenter la pureté du son.

Lorsque tous les éléments sont défectueux, et alors les consonnes peuvent être nasalisées, le traitement est plus long et plus compliqué.

En pareil cas, il n'est pas inutile de faire intervenir le toucher, car souvent l'oreille, faussée à force d'entendre des éléments défectueux, est incapable de distinguer un phonème pur d'un phonème altéré, un *u* nasalisé d'un *u* normal, par exemple. Pour cela il faut faire poser l'index de l'élève sur le nez du professeur, tandis que celui-ci prononce successivement un *u* naturel, puis un *u* nasal et faire observer que dans le premier cas il n'existe pas de vibrations. Cela fait, l'élève reporte son index sur son propre nez tandis qu'il prononce à son tour la voyelle *u* ; il doit s'appliquer à faire disparaître les vibrations qui se produiraient. Il n'est pas douteux que s'il y réussit, l'*u* qu'il émettra sera parfaitement pur.

On peut également faire placer un miroir sous les narines pendant qu'on émet les voyelles buccales. Si l'occlusion des fosses nasales est parfaite, la surface du miroir conserve son éclat ; au contraire, si une portion du souffle, si petite soit-elle, s'échappe par les narines, la surface du miroir se trouve momentanément ternie par le courant d'air chaud qui vient la frapper. L'élève doit faire en sorte que le miroir conserve sa netteté.

L'œil peut aussi fournir d'utiles indications. Le professeur, placé devant une glace, prononce en relevant légèrement la tête une voyelle ouverte, la voyelle *a*, qui est la plus ouverte de toutes, puis sa correspondante nasale *an*. Une bougie à la main, il éclaire son orifice buccal. Si l'élève regarde par-dessus l'épaule du maître, il apercevra l'image parfaitement éclairée de sa bouche et verra sans peine le jeu du voile qui s'abaisse pour *an* et se relève pour *a*. A son tour il prendra la bougie, se placera devant la glace et s'efforcera d'obtenir le relèvement du voile tel qu'il l'a observé précédemment. Peut-être ne réussira-t-il pas du premier coup, mais, après quelques essais, assez souvent il parviendra, sans trop de peine, à imiter cette gymnastique et à prononcer convenablement des sons qu'il nasalisait auparavant.

Herlin conseille de toucher le voile du palais avec un fil de fer recourbé soigneusement recouvert de gutta-percha, le contact détermine un mouvement réflexe d'élévation. En répétant cette opération un certain nombre de fois, grâce à la mémoire musculaire, le déplacement finit par s'effectuer sous l'influence de la volonté. Alors, le voile étant convenablement relevé, on exerce l'élève à expirer fortement la bouche grande ouverte, la langue étendue sur le plancher de la bouche. Puis à cette expiration on ajoute les vibrations des cordes vocales *h* — *a*, puis *a* sans expiration préalable.

A notre avis, on ne doit recourir à ce moyen que si les autres ont échoué, surtout s'il s'agit d'enfants jeunes, car son emploi, plutôt désagréable, pourrait faire prendre les exercices en dégoût.

Afin de montrer ce que doit être l'éducation orthophonique dans le traitement du nasillement, nous allons indiquer les principaux exercices qui ont été faits par l'un de nos élèves, une jeune fille de 8 ans, atteinte de division vélo-palatine grave, qui avait été opérée à deux reprises, la première intervention chirurgicale étant demeurée sans effet. La parole de cette enfant était absolument incompréhensible avant comme après la restauration. Elle parvint néanmoins à s'exprimer d'une façon très nette au bout d'une année de traitement. L'examen préalable nous avait indiqué le son *a* comme étant le meilleur de tous. Nous commençâmes par l'améliorer en le faisant attaquer énergiquement après une inspiration convenable et en recourant au toucher, ainsi qu'il a été dit précédemment. Cela fait, nous continuâmes par les exercices suivants :

Prolonger le son *a* après une attaque énergique qui relève fortement le voile du palais.

Faire tenir le son *a* durant la première moitié de l'expiration, puis le faire répéter deux ou trois fois durant la seconde moitié, en veillant à ce que le voile du palais reste soulevé, à chaque expiration, durant de 4 à 5 secondes.

Faire répéter un certain nombre de fois le son *a* au cours d'une expiration en tenant le voile du palais relevé.

Quand le son *a* est convenablement donné, que l'émission soit longue ou brève, on l'associe aux consonnes en ayant soin de commencer par les meilleures, les plus défectueuses ne devant venir qu'en dernier lieu.

A la voyelle *a* nous associâmes le phonème *o* : *ao*, en faisant en sorte que le son *o* succédât au son *a* sans interruption et que l'émission totale durât environ 5 secondes. Ce temps peut être légèrement accru dans la suite. Quand on le juge à propos, on fait donner le son *o* isolément, prolongé d'abord, puis répété un certain nombre de fois, ainsi qu'il a été fait pour la voyelle *a*.

Après l'*o* nous étudiâmes successivement *ou*, *é*, *è*, *i*, *eu*, *u*, en procédant de la même manière.

Quand plusieurs voyelles sont bonnes, on peut les assembler soit en passant de l'une à l'autre sans interruption : *aoé*, ou bien, au contraire, en laissant un léger intervalle entre *a* et *o*, *o* et *é*, mais en ayant soin que le voile du palais se maintienne relevé tout le temps que dure l'exercice.

Dès qu'un ou deux éléments voyelles sont émis avec pureté,

on peut faire de la syllabation en les associant aux consonnes correctes. Les articulations défectueuses doivent être corrigées au fur et à mesure ; de plus il faut enseigner celles d'entre elles qui seraient inexistantes.

Il est bon de mettre la voyelle en tête de la syllabe pour commencer. En admettant que les consonnes *l*, *ch*, *r*, soient bonnes, on aura successivement.

ala, *acha*, *ara* ;
al, *ach*, *ar* ;
puis *lala*, *chacha*, *rara* ;
lacha, *lara*, *racha*, *rala*, etc.

En règle générale, il ne faut s'attaquer à un élément nouveau que quand ceux étudiés précédemment sont corrects et émis sans difficulté.

D'ordinaire les labiales, en particulier les explosives *p*, *b* et les sifflantes *f*, *v*, sont parmi les plus défectueuses ; il ne faut les attaquer qu'après avoir fait les exercices des lèvres indiqués plus haut, ainsi que les exercices de souffle. Au lieu de les faire émettre isolément, pour commencer, il est préférable de les associer à la voyelle la meilleure, en ayant soin de placer cette dernière en tête de la syllabe : *ap*.

La voyelle doit être attaquée avec fermeté, afin que le voile du palais soit bien relevé, il faut avoir soin de la prolonger, surtout au début ; l'explosive, elle, doit être émise avec force. Quand ce premier exercice est bien exécuté, on peut faire émettre plusieurs fois l'articulation *p* : *ap p p*, cela d'une seule émission de souffle, et de telle sorte que le voile du palais demeure relevé tout le temps que dure l'exercice.

On continue par les exercices suivants : *apa-apapa-apa pa pa-apap*.

On procède de même avec les explosives *b*, *t*, *d*, puis on fait entrer ces divers éléments dans un même exercice : *apaba-apata atapa-atada*, etc.

Il est évident que l'ordre de ces exercices peut et doit même varier suivant les sujets. En règle générale, il faut aller du plus facile au plus difficile ; c'est au professeur de voir quel exercice doit passer avant tel autre.

Ces exercices ne doivent pas être de trop longue durée, surtout s'il s'agit d'enfants jeunes dont l'attention se fatigue vite ; il faut les faire courts ou bien avoir soin de les couper par des repos. De cette façon on parvient à maintenir l'attention en éveil et le travail est ainsi plus profitable.

On peut continuer par les exercices suivants :

arla, arlo, arlou, arlè, arlé, arli, arleu ;
oi, foi, choi, loi, roi, voi, joi ;
oif, oich, oil, oir, oij ;
floi, froi ;
ouè, fouè, jouè, rouè.

Il est alors possible de donner des mots simples, usuels, formés d'éléments déjà étudiés et prononcés correctement.

l'oie, la foi, le choix, la loi, le roi, la voix, la joie, la voile, voir, avoir, le lavoir, le fouet, le rouet ; puis de petites phrases :

l'oie vole, la voilà, le voilà, te voilà, va voir, il a froid, elle a froid, je le vois, je la vois.

Dans ces exercices, comme dans les précédents, il faut surveiller la respiration et avoir soin de faire respirer convenablement avant l'attaque du son. L'élève doit s'exprimer lentement et modérer son débit ; les sujets dont nous nous occupons ont, d'ordinaire, une tendance à parler trop vite, il leur semble qu'en agissant ainsi ils éprouvent moins de difficulté, mais ce qui est hors de doute, c'est que leur parole n'en est que plus incorrecte.

En dehors des exercices, surtout dans les débuts, les élèves doivent parler peu, seulement quand cela est absolument nécessaire ; ils doivent être surveillés de près, et on ne leur permettra de parler davantage qu'au fur et à mesure des progrès, quand ils sont en état de le faire d'une façon convenable.

L'articulation *s* est d'ordinaire assez difficile à obtenir. Cela vient de ce que l'orifice buccal étant en partie fermé, l'air emmagasiné dans la bouche est à une certaine pression et il a une tendance à s'échapper par le nez si la voie nasale est incomplètement fermée.

Voici l'ordre qu'il est préférable de suivre dans les exercices ayant pour but la correction de cet élément :

asa-aso-asou-asè-asé-asi-aseu-asu

as-usasa-asoso-asousou

sa-asa-as

so-oso-os.

Quand la sifflante *s* est convenablement donnée, on fait les mêmes exercices avec la correspondante sonore *z*. Dans un exercice de récapitulation on entremêle les éléments *s* et *z*.

saza-zasa-sazo-zaso, etc.

On fait ensuite prononcer des mots renfermant l'une ou l'autre de ces articulations :

l'oiseau, *la chaise*, *le sol*, *le passage*,

et on étudie spécialement les liaisons :

ces oiseaux, *ces habits*, etc.

Ce que nous venons de dire des consonnes *s* et *z* s'applique assez souvent à la labio-dentale *f* et à sa correspondante sonore *v*, dont l'émission est souvent défectueuse, l'air s'échappant en partie par les narines. Il suffit de faire des exercices identiques.

On ne doit pas craindre de revenir sur les exercices déjà faits et de revoir les phonèmes déjà étudiés.

On peut, par exemple, étudier les dissymphones : *oi*, *ia*, *io*, *iou*, *iè*, *ié*, *ieu*, *iu*, *ua*, *uo*, *oua*, *ouè*, *oui*, etc.; faire émettre trois ou quatre voyelles différentes en une seule émission de souffle : *aoé* — *aéi* — *aua* en commençant toujours par la voyelle la plus correcte.

Les sons nasaux *an*, *on*, *in*, *un* et les consonnes nasales *m*, *n*, *gn*, en raison même de la facilité avec laquelle elles sont données, ne doivent pas intervenir trop tôt ; il faut attendre que l'élève sache faire mouvoir à sa guise le voile du palais et donner soit les sons buccaux *a*, *o*, *è*, *eu*, soit leurs correspondants nasaux *an*, *on*, *in*, *un*.

Les exercices suivants, lorsqu'ils sont bien faits, donnent d'excellents résultats.

Donner *a an a* d'une seule émission de voix, en ayant soin que les sons se lient, puis *an a an* — *o on o* — *on o on* — *è in è* — *in è in* — *eu un eu* — *un eu un*.

Quand cet exercice est exécuté convenablement, on peut le reprendre en détachant cette fois les sons, mais en les donnant d'une seule émission souffle.

On fait entrer les sons nasaux dans des syllabes.

a, an, o, on, è, in, eu, un
pa, pan, po, pon, pè, pin, peu, pun
la, lan, lo, lon, lè, lin, le, lun, etc.
papan, popon, pèpin. peupun, etc.
apan, opon, èpin, eupun, etc.
amp, omp, imp, ump. etc.

Enfin il est possible de faire prononcer des mots, puis des phrases contenant des sons nasaux.

Il arrive assez souvent que, même après la restauration, les sujets atteints de fissures palatines ou vélaires ne donnent point le c dur et son correspondant *gu*, et l'on comprend sans peine combien doit être incompréhensible une parole où manquent ces deux phonèmes qui sont parmi les plus employés. Ce n'est pas toujours chose aisée que de les enseigner. Pour réussir, il faut commencer par assouplir la langue au moyen d'exercices spéciaux afin que sa base puisse s'appliquer contre le palais et intercepter momentanément le courant d'air ; on sait, en effet, que les explosives c et *gu* se produisent au moment où la langue se détache du palais; ce mouvement étant complété par un léger abaissement de la mâchoire inférieure.

Cela fait, on étudie les articulations c et *gu* prises isolément, puis on fait des exercices de syllabation où elles figurent dans les différentes positions qu'elles peuvent occuper : au commencement de la syllabe, au milieu ou à la fin :

ca, co, cou, etc. ; *aca, aco, acou*, etc. ; *ac, oc*, etc.
ga, go, gou, etc. ; *aga, ago, agou*, etc. ; *ag, og*. etc.
cap, cop, coup, etc, ; *pac, poc, pouc*, etc.
gap, gop, guèp, etc. ; *bag, bog, bègu*, etc.

Reste à unir les articulations *c* et *gu* aux consonnes *l* et *r*.

cla, clo, clou, etc. ; *acla, aclo, aclou*, etc. ; *acl, ocl, oucl*, etc.
gla, glo, glou, etc. ; *agla, aglo, aglou* etc. ; *agl, ogl, ougl*. etc.
cra, cro, crou, etc. ; *acra, acro, acrou*, etc. ; *acr, ocr, oucr*. etc.
gra, gro, grou, etc. ; *agra, agro, agrou*, etc. ; *agr, ogr, ougr*, etc.

clac, *cloc*, *clouc*, etc. ; *crac*, *croc*, *crouc*, etc.
glac, *gloc*, *glouc*, etc. ; *grac*, *groc*, *grouc*, etc.
cacl, *cocl*, *coucl*, etc. ; *cacr*, *cocr*, *coucr*, etc.
cagl, *cogl*, *cougl*, etc. ; *cagr*, *cogr*, *cougr*, etc.

La consonne *x* se prononce tantot *cs*, tantôt *gz*, il convient de faire quelques exercices sur ces deux dissymphones.

csa, *cso*, *csou*, etc. ; *acs*, *ocs*, *oucs*, etc.
gsa, *gso*, *gsou*, etc. ; *cza*, *czo*, *czou*, etc.

Il faut également étudier les dissymphones les plus employées, surtout celles où figurent des explosives qui, nous l'avons dit, sont parmi les sons les plus défectueux :

pla, *plo*, *plou*, etc. ; *apl*, *opl*, *oupl*, etc.
bla, *blo*, *blou*, etc. ; *abl*, *obl*, *oubl*, etc.
apla, *aplo*, *aplou*, etc. ; *abla*, *ablo*, *ablou*, etc.
pra, *pro*, *prou*, etc. ; *apr*, *opr*, *oupr*, etc.
tla, *tlo*, *tlou*, etc. ; *dla*, *dlo*, *dlou*, etc.

Comme toujours, après ces exercices, on doit faire prononcer des mots, puis des phrases où figurent les éléments enseignés.

Quand tous les sons de la langue ont été successivement étudiés, la tâche n'est pas encore achevée ; il faut continuer par des exercices de lecture à haute voix, très courts au début et préparés avec soin. Voici en quoi consiste cette préparation : on doit les lire tout d'abord à voix basse, en soulignant d'un trait de crayon les passages qui présentent quelque difficulté. Cela fait, on les reprend à haute voix, en parlant avec lenteur et d'une façon distincte. On peut ensuite faire apprendre des leçons à haute voix, des morceaux de récitation, faire conjuguer des verbes, décrire des images, converser sur des sujets simples et connus de l'enfant. Toute faute doit être redressée sur-le-champ. Des exercices de chant et de solfège peuvent avoir leur utilité à la condition d'être convenablement surveillés, mais nous ne saurions donner le conseil de faire apprendre une langue étrangère tout de suite après le traitement orthophonique, ainsi que voulait le faire la mère d'un de nos élèves.

On se rend compte du temps considérable qu'exigent tous ces exercices et on comprend sans peine qu'un travail aussi compliqué et minutieux ne peut être l'œuvre de quelques semaines. Mais l'important n'est-il pas d'arriver à un résultat, de rendre à la vie de famille et à la société un individu qui, sans notre bienfaisante intervention, eût été obligé de vivre à l'écart.

En ce qui concerne l'âge où l'opération doit être faite, les auteurs sont loin d'être d'accord ; les uns disent 16 ans, les autres 8 jours. Trélat, qui s'était acquis une grande réputation dans le traitement des fissures palatines, après avoir écrit tout d'abord qu l'âge de 3 ou 4 ans était le meilleur, a constaté dans la suite des inconvénients de toutes sortes à une intervention hâtive : il s'aperçut notamment qu'il est impossible d'avoir aucune prise sur ces enfants pour l'éducation du langage ; aussi conseilla-t-il ensuite la septième année, qu'il s'agisse de malformations staphyliennes ou palatines congénitales. D'après lui, l'opération est d'autant mieux supportée et plus sûre que l'âge est plus avancé. Cet auteur a laissé entendre que des exercices orthophoniques pouvaient avoir leur utilité avant l'opération. Certes, il ne serait pas impossible d'amélio er quelque peu la parole, de la rendre plus distincte, plus compréhensible même avec les fissures, mais il est préférable d'attendre, pour intervenir, que la restauration soit faite, puisqu'à ce moment il faut procéder à une rééducation complète et étudier tous les éléments.

Chervin estime que l'époque la plus convenable est entre 8 et 10 ans, à cause de l'effort d'intelligence et d'attention qu'on demande aux jeunes opérés pour la correction du langage.

Herlin est d'avis qu'il faut commencer le traitement aussitôt que possible et profiter de ce que les organes sont souples et les mauvaises habitudes pas trop profondément enracinées. Ce professeur s'est occupé d'un jeune enfant de 4 ans à qui sa mère faisait répéter les exercices de souffle pendant 5 à 6 minutes par jour. Il obtint des résultats remarquables, bien que l'opération eût été faite à trois reprises. Les voyelles buccales étaient très pures, seules les explosives laissaient à désirer lorsque le sujet était très animé.

A notre avis, 4 ans est un peu tôt ; si nous nous plaçons uniquement au point de vue orthophonique, il est préférable d'attendre l'âge de 6, 7 ou 8 ans, en raison de l'application et de l'effort que le sujet doit fournir. Cela peut varier suivant les dispositions de chacun, mais, d'une façon générale, 7 ans est l'âge qui nous paraît le plus convenable, qu'il s'agisse d'un simple nasillement ou de défauts résultant de malformations.

S'il y a eu intervention chirurgicale, il ne faut pas trop tarder après l'opération et mettre à profit, ainsi que nous le disions autre part (1), l'époque où l'enfant apprend à lire et à écrire pour lui faire acquérir des habitudes nouvelles. Le moment est des plus favorables. « Les images auditives et kinesthésiques verbales étant faussées, il faut essayer de les rectifier à l'instant où de nouvelles images — visuelles et kinesthésiques graphiques — vont s'installer, afin que le tout forme un ensemble parfait. La lecture et l'écriture, convenablement enseignées, peuvent, en effet, venir en aide à la parole et contribuer à la corriger. »

***

Conclusions

En résumé, le nasillement simple, qu'il résulte de causes organiques ou pathologiques, de malformations de la partie supérieure de l'appareil phonateur ou, simplement, du jeu défectueux du voile du palais, peut disparaître grâce à des exercices orthophoniques appropriés et bien conduits. Dans les cas les plus graves, on obtient, sinon la disparition totale du défaut, du moins une amélioration très notable, qui contribue à rendre la parole plus nette et par conséquent plus compréhensible.

En ce qui regarde les défauts résultant du bec-de-lièvre, avec ou sans perforation palatine, nasillement et blésités diverses, ils sont justiciables, eux aussi, du traitement orthophonique post-opératoire. Lorsque la restauration est parfaite, il ne reste plus trace des troubles qui rendaient la parole incompréhensible avant l'intervention chirurgicale ; lorsqu'elle laisse à désirer — ce qui n'est pas toujours et forcément la faute de l'opérateur — il subsiste un léger nasillement, les blésités disparaissent ou sont très atténuées et la parole s'en trouve à ce point améliorée, qu'elle devient compréhensible pour tout le monde, alors qu'auparavant seules les personnes habituées à l'entendre journellement pouvaient en saisir le sens.

L'opération chirurgicale n'apporte aucun changement notable aux troubles de la parole, seul le traitement orthophonique peu en avoir raison.

(1) *Les troubles de la parole chez l'enfant.*

Voix infantile

PAR

Gustave BINON

Définition. — La voix infantile est souvent désignée sous le nom de *voix eunuchoïde*, *voix de fausset*, *voix de tête*.

L'expression de voix eunuchoïde est aujourd'hui à peu près abandonnée, comme n'étant pas exacte et justifiée. En effet, l'examen des sujets ayant ce défaut de voix montre que le développement de l'appareil sexuel est régulier et, en tout cas, cette explication ne serait pas valable pour les femmes qui peuvent aussi avoir une voix infantile.

Cependant, remarquons que si ce défaut de voix est assez fréquent chez les jeunes garçons, il est exceptionnel chez les jeunes filles. Le contraire paraît se présenter pour la raucité vocale : au cours d'orthophonie, j'ai eu à examiner beaucoup plus de jeunes filles atteintes de raucité que de jeunes garçons.

Description. — « La voix infantile est caractérisée par une hauteur anormale des sons coïncidant avec leur défaut d'intensité. Cette voix n'est pas celle des soprani fonctionnant de l'ut^3 à l'ut^5, voix forte et ne s'échappant pas au-dessus des limites physiologiques de la voix humaine. Ce n'est pas non plus la voix *sans intensité*, mais de hauteur normale, de ceux qui ont, à titres divers, leur soufflerie pulmonaire compromise.

« Ce n'est pas la raucité vocale, car la raucité ne touche qu'au timbre et respecte la hauteur comme l'intensité (1). »

Il suffit d'avoir entendu une fois cette voix désagréable autant que ridicule pour ne point la confondre avec les autres défauts de la voix. Elle est quelquefois si suraiguë, si flûtée qu'on pourrait croire que la personne le fait exprès.

Si vous observez cette personne au moment où elle parle, vous la voyez rejeter la tête en arrière, le larynx remonte sous la

(1) Castex, *Maladies de la voix*.

mâchoire inférieure, les narines légèrement serrées ne laissent passer que peu de souffle, la langue généralement épaisse et large se retire en arrière, se contracte à sa base et devient convexe ; tout cet ensemble vous donne l'impression d'une contracture générale et bien caractérisée de l'appareil phonateur.

Le sujet atteint de voix infantile ne lit pas à voix haute dans les trois registres ; le grave n'existe pas, le médium est très faible tandis que l'aigu fonctionne sans fatigue, mais toutefois le timbre est insuffisant.

Dans la conversation, ces personnes emploient exclusivement la voix de tête, leur oreille n'est plus froissée par cette hauteur anormale, elles semblent même surprises de l'étonnement que montrent parfois leurs auditeurs en les entendant parler pour la première fois.

On rencontre aussi d'autres sujets qui n'emploient pas seulement l'aigu ; ils combinent sans effort l'aigu et le médium, tout en employant le plus fréquemment l'aigu. Cette voix bitonale est peut-être encore plus fatigante à entendre, car elle nous semble être le résultat de très grands efforts de la part de notre interlocuteur et nous en souffrons nous-mêmes. Parfois le médium n'existe pas et c'est une combinaison du grave et de l'aigu.

A quel âge ce trouble de la voix apparaît-il ?

Quelquefois la voix infantile apparaît dès l'enfance, mais, le plus souvent, c'est au moment de la mue ; rares sont les cas chez les personnes âgées.

Causes. — Nous ne voulons pas rappeler ici les nombreuses discussions scientifiques qui ont eu et ont encore lieu entre laryngologistes. « Qu'on examine ces larynx, dit le Dr Castex, on n'y trouvera souvent rien de particulier ; parfois l'organe a conservé les proportions restreintes de l'enfance, c'est l'infantilisme laryngien ; ou bien les cordes vocales viennent faiblement au contact, laissant un petit écart entre elles, dans l'effort phonétique (1). » La cause est souvent bien difficile à dégager ; la plus plausible, c'est qu'il s'agit d'une survivance de la voix infantile après la mue ; c'est un larynx qui n'évolue pas, c'est un trouble

(1) CASTEX, *Maladies de la voix*, p. 209.

fonctionnel. En tout cas, il ne faut pas songer en trouver la cause dans un arrêt du développement de l'appareil sexuel.

M. Castex, ayant rencontré cette voix chez des tuberculeux ou tuberculeuses du larynx, a pensé qu'on pouvait l'expliquer par une contracture symptomatique des tenseurs des cordes vocales et que ces cordes contracturées à l'excès fournissent des sons d'une hauteur anormale.

Bien souvent aussi, les enfants mésusent de leur voix avant ou après la mue, le larynx contracte une mauvaise habitude, et c'est alors la voix infantile.

Accidentellement la voix infantile peut être occasionnée par une gêne respiratoire consécutive soit à une hypertrophie des amygdales et des cornets inférieurs, soit à des déviations avec éperons de la cloison nasale.

En ce cas, les sujets, afin d'éviter la fatigue respiratoire, conservent la voix de tête qui exige moins d'efforts (1).

S'il y a des divergences sur les causes de la voix infantile due à un trouble fonctionnel, il n'y en a plus pour le traitement.

Les laryngologistes sont d'accord pour reconnaître que tous les moyens employés : électricité, massage, etc., ne font pas disparaître la voix infantile, que seul le traitement orthophonique donne des résultats durables.

Quant à ceux qui sont atteints de voix infantile consécutivement à une tuberculose laryngée, il faut un traitement local et général pour avoir quelque chance d'améliorer leur voix.

***

Traitement orthophonique. — En quoi consiste le traitement orthophonique?

Ce traitement comprend :

A : Des exercices de respiration et de gymnastique linguale.

B : Des exercices vocaux :
- 1° voyelles seules.
- 2° voyelles liées.
- 3° syllabation.

C : des exercices de conversation et de lecture.

(1) Bagot (de Milan), *Annales des maladies de l'oreille et du larynx*, 1897, p. 91.

A. **Exercices de respiration et de gymnastique linguale.** — La leçon est donnée debout, le sujet rejette les épaules en arrière, baisse le menton ou plutôt cherche à faire double menton. Au début de cette première leçon, on procède à l'examen de tous les sons, parfois quelques voyelles sont émises dans le registre grave, il faut s'en servir immédiatement et les fixer. Puis, après quelques exercices de respiration, on cherche à rendre la langue plus mobile par des exercices appropriés : les exercices avec les dentales donnent de bons résultats. Ensuite, le professeur, émettant par exemple le son *a*, fait sentir au sujet les vibrations thoraciques qui accompagnent la voix de poitrine et lui fait remarquer qu'elles n'existent pas chez lui lorsqu'il émet le même son. Il est très rare qu'après quelques émissions le sujet n'émette pas ce son dans le registre grave. Il ne suffit plus alors que de quelques exercices pour le fixer définitivement.

En outre, dans la plupart des cas, il ne s'agit pas de personnes sourdes : l'oreille est donc là notre meilleure aide. Nous avons, en effet, constaté que la correction était beaucoup plus rapide chez les personnes dont l'oreille était plus sensible aux nuances de la parole et du chant, à la musique en général.

B. **Exercices vocaux.** — Par quels sons doit-on commencer ?

Il n'y a pas d'ordre proprement dit, cela dépend du sujet ; généralement, on commence les exercices par la voyelle *a*, mais il peut arriver que le sujet ait des tendances à nasaliser cette voyelle, et alors il est préférable d'en choisir une autre. Dans ce cas, la voyelle *i* est toute indiquée pour éclaircir la voix et obtenir de bons résultats dans le registre grave.

Les premiers exercices doivent être faits à voix assez basse, les sons émis sans efforts, puis on augmente graduellement l'intensité du son vocal.

Une des principales conditions pour réussir est d'exiger du sujet qu'il attaque nettement le son et que l'émission en soit régulière. Il faut donc éviter dans les premières leçons de faire tenir le son trop longtemps ; on fatiguerait inutilement les organes du sujet.

Il est aussi de toute nécessité de ne pas négliger la gymnastique linguale ; pour corriger la contracture de la langue les exercices de redressement de la pointe de cet organe donnent de bons résultats.

Exercices.

Voici quelques exercices que je fais dans les premières leçons de correction, mais, je le repète, je ne suis pas toujours cet ordre.

— a —

â, â, â .—. ă, ă, ă

â – ă .—. ă – â

ăă – â .—. â – ă ă

Il faut recommencer ces exercices jusqu'à ce qu'on ait obtenu une bonne voix de poitrine ; puis on passe à d'autres voyelles et on les combine ensemble.

a — o

â - ŏ, ', ă - ô

ô - ă, , ŏ - â

ăă - ô , ŏŏ - â

etc.

a — i — o

â - ĭ , ă - î

ăă - î , ĭ - â

ĭ ĭ - â , î - ăă

ô - ĭ , î - ŏ

ŏŏ - î , ô - ĭ i

etc.

Dans les exercices suivants, les voyelles sont jointes aux consonnes, particulièrement aux dentales, comme dans les exercices suivants :

Nota : l'accent circonflexe indique le son prolongé ; le signe contraire indique le son bref donné en coup de glotte.

tă - ā , tă - ā
tă - tā , tătātā
ăt , āt
ătā , ātă
tăt , tăt

etc....

Mêmes exercices avec les autres voyelles et les autres consonnes; puis on combine ces différents exercices. Le professeur doit surveiller attentivement chaque émission défectueuse.

Les premières leçons étant un peu fatigantes pour le sujet qui n'est pas entraîné à une émission longue du son, il est nécessaire de lui accorder quelques instants de repos après chaque exercice.

Enfin, de petites lectures choisies et principalement des conversations terminent les leçons.

Si le sujet montre de la bonne volonté et comprend ce qu'on lui demande, il ne faut que quelques leçons pour corriger ce défaut de voix si ridicule. Ne pas oublier surtout de lui recommander de parler sans effort, de bien s'observer en parlant et d'avoir en commençant un débit plutôt lent, afin de ne pas retomber dans son défaut ordinaire.

***

Cas cliniques.

Voici quelques observations que j'ai recueillies sur des sujets atteints de voix infantile.

1° Michel L.... (17 ans 1/2).

Voix bitonale, parle parfois dans le registre grave, mais le plus souvent dans le registre aigu. Dans la récitation, dans la déclamation d'un monologue, par exemple, la voix est intermédiaire entre la voix de poitrine et la voix de tête. Cette voix n'est pas soutenue ; parfois elle devient sourde au point de ne pouvoir distinguer aucun mot : la voix est sombrée. En parlant, il rejette la tête en arrière; la face antérieure du cartilage thyroïde est très proéminente, la respiration est courte, saccadée, semble gênée du côté des fosses nasales. La langue est épaisse, large et longue ; en parlant, elle devient très convexe, s'élève et se contracte fortement à sa base. La bouche est plutôt petite, mais les lèvres sont épaisses. Dans la prononciation de certains sons, *a*, par exemple, la bouche s'ouvre peu, les dents sont serrées, les commissures des lèvres sont tirées dans leur écartement maximum. Cette habitude de prononcer les voyelles avec une ouverture buccale insuffisante produit un timbre nasillard. J'ai souvent fait cette remarque chez nos sourds-muets : la voix infantile est fréquemment accompagnée de voix nasillarde. C'est le cas du jeune M. L... En outre, langue très paresseuse, sauf dans les mouvements de contraction à la base.

Traitement. — La respiration étant défectueuse, je fis de nombreux exercices de respiration (respiration buccale — respiration nasale — respiration buccale et nasale alternativement — augmenter l'énergie de la respiration diaphragmatique par l'élévation et l'abaissement des bras), puis gymnastique linguale pour combattre l'inertie de la langue et sa contraction permanente (exercices avec les dentales). Ces exercices furent suivis d'exercices simultanés de respiration et de phonation (attirer l'attention sur les vibrations thoraciques, les provoquer par de légers coups sur la poitrine, faire remarquer que le larynx du professeur vibre moins que celui de l'élève). Dès les premiers exercices, les voyelles *o*, *é*, *i*, *u* furent bonnes ; *a* et *e* très mauvaises, nasillardes malgré de nombreux exercices, la voyelle *a* fut le son le plus difficile à obtenir en voix de poitrine. Je revins souvent à la voyelle *i* pour rendre la voix plus claire.

Lorsque les voyelles furent émises d'une façon satisfaisante, des exercices de syllabation suivirent, puis des lectures de petites phrases bien choisies, et enfin, pour terminer, de la conversation. La lecture et la récitation me servirent peu.

Je recommandai au jeune M. L... de ne parler (autant que possible) au lycée et chez lui qu'en cherchant à employer le registre grave.

Tout d'abord, il réussit incomplètement, mais, après la 3e leçon, une amélioration assez sensible se fit sentir.

Les leçons suivantes donnèrent de bons résultats, grâce surtout à des exercices de respiration bien ordonnés ; je citerai, entre autres, celui-ci que nous faisons souvent dans nos classes et qui est recommandé tout particulièrement aux chanteurs ; avant de parler, faire une forte inspiration nasale, l'air emmagasiné est suffisant pour l'émission de phrases très longues et contribue souvent à empêcher que la fin de la phrase ne soit bredouillé ou murmurée.

Dix leçons suffirent pour atteindre complètement le but que je m'étais proposé.

Le jeune M. L... a aujourd'hui une bonne voix de poitrine ; sa respiration n'est plus défectueuse, la fin des phrases est émise aussi distinctement que le commencement. Le débit qui était rapide est modéré. Les défauts d'articulation ont disparu. Il peut même lire avec la monotonie voulue.

2° S. W... (21 ans). Intelligence ordinaire, état général faible, caractère peu énergique, n'est pas capable, comme le sujet précédent, de faire des efforts pour se corriger. Depuis l'âge de six ans parle dans le registre suraigu ; il lui est impossible de donner un son en voix de poitrine. Il ne saisit pas bien les nuances très fortes entre les différents sons que j'émets : est-ce défectuosité de l'ouïe ?

La bouche, la langue, le nez sont bien conformés ; le thorax est plutôt étroit, les membres sont grêles. La respiration est très défectueuse : inspirations et expirations courtes et fréquentes. D'une famille riche et probablement habitué à voir satisfaire ses moindres désirs, il se prête difficilement à mes premiers exercices.

Traitement. — Mes efforts portent tout d'abord sur les exercices de respiration, mais, au bout de quelques minutes, le sujet fatigué demande à se reposer. Il est incapable de faire ce qu'un enfant de dix ans fait très facilement.

En commençant, j'évite la voyelle *i*, je me sers du son *a*. A la 2e leçon, cette voyelle s'améliore, et même de petites phrases bien choisies sont émises dans le registre médium.

Ces résultats ne se maintiennent pas. A la 3e leçon, le sujet paraît encore plus fatigué et ne montre aucune bonne volonté. Interruption des cours pendant une semaine, puis reprise de quelques leçons, enfin il ne reparaît plus.

Avec ces sujets débiles et paresseux il est presque impossible d'obtenir de bons résultats.

J'ai tenu à citer ces deux cas si différents, mais je dois ajouter que ce dernier est rare ; qu'au contraire, il m'a toujours été facile relativement de corriger sinon d'améliorer ce défaut de voix, qui rend ridicules bien souvent les personnes qui en sont atteintes.

Correction des accents étrangers et provinciaux

PAR

PAUL POUILLOT

La variété des prononciations peut se comparer à celle des physionomies. Malgré les changements que lui apportent l'âge, la maladie, les émotions vives ou douces, tristes ou tendres, la physionomie d'un individu conserve dans son aspect général quelques traits suffisants pour la faire reconnaître; de même sa voix garde, sous ces diverses influences, des caractères permanents dont l'ensemble nous frappe, que nous n'analysons pas et qui nous permettent de l'identifier.

Les accents sont déterminés par les variations de tension musculaire qui, en diversifiant la force du souffle, la forme des issues et celle des cavités de résonance, le moment et la durée des vibrations et des contacts, en laissant plus ou moins de mollesse aux parois, modifient jusque dans le chuchotement les composants d'une articulation ; par les variations relatives de la durée, de l'intensité, de la hauteur des articulations dans les syllabes, de celle des syllabes dans les mots et aussi de celle des mots dans la phrase.

Ces diverses causes, et d'autres encore, moins importantes, telles que la forme et l'état des organes vocaux, en combinant leurs effets acoustiques, produisent les accents individuels. Mais il est, parmi ceux-ci, des caractères prédominants à peu près constants dans un même groupe ethnique qui font reconnaître un Français en Angleterre, un Yankee en Italie, qui permettent de parler de l'accent d'Auvergne et de celui du Midi, de l'accent des Belges et de celui des Alsaciens, qui, dans une même province, distinguent les gens des divers cantons, dans un canton, dans une commune, ceux de chaque hameau, parfois même de chaque famille.

L'accent d'un étranger (ou d'un provincial), c'est le total des différences qui existent entre sa prononciation du français correct et celle d'un Parisien cultivé, fils de Parisiens.

Ce n'est pas dire que les familles parisiennes seules prononcent bien le français, mais c'est chez elles qu'on trouvera le plus sûrement le parler français très généralement admis comme le meilleur.

Ce parler ne constituera pas un idéal réalisé, mais simplement un bon modèle à suivre, puisque l'on peut citer des mots où l'*a*, par exemple, qui a évolué rapidement, est prononcé de trois façons différentes par le grand-père, le père et l'enfant.

Corriger son accent, c'est donner à ses muscles vocaux l'habitude de nouvelles positions et de nouveaux mouvements, qui, sans modifier ce qui est essentiellement un mode universel d'expression des états affectifs ou des mouvements de la pensée, produisent les sons caractéristiques du dialecte parisien.

Il ne s'agit point d'enseigner le bon français, mais de corriger une prononciation défectueuse de notre langue. Ainsi, pour nous en tenir à un mot isolé, le provincial ou l'étranger qui, au lieu de « père » dirait : péze, péth (*th* doux), pèra, pèro, pézad, païré, paiyou padre, n'aurait pas la prétention de parler français, mais un autre l'aura qui prononce pourtant, dans la conversation familière, père ou pére, avec un *è* ouvert trop long ou un *é* fermé. Et c'est à celui-ci qu'une correction de l'accent est nécessaire, s'il veut parler le français de Paris.

Il est bien rare, pourtant, lorsqu'il s'agit d'un étranger, que l'on n'ait à corriger le « français » en même temps que la « prononciation ». Un de nos élèves disait hier « le différince » au lieu de la « différence ». La faute de grammaire et la faute de lecture furent en un instant corrigées. Il n'en alla pas aussi facilement pour une faute de prononciation qui s'était manifestée dans « *in* » comme dans « *en* », car il s'agit alors de donner une nouvelle habitude aux organes de l'audition et à ceux de la parole.

Qui veut acquérir le parler parisien doit s'habituer à « entendre » les sons parisiens. Cela semble très simple et pourtant cela exige une attention toute particulière. Si l'on remarque certains défauts d'articulation (chez les autres), ce n'est qu'au point de vue de l'effet plus ou moins comique de l'ensemble du discours et, à moins d'une trop visible exagération des mouvements, on ne réfléchit nullement aux moyens de corriger cette parole. Quant à ses propres maladresses, on les ignore généralement. Une dame ajoute un *a* demi-sonore à la fin des mots que terminent une consonne ou un *e* muet, et son oreille ne le vérifie qu'après de longs moments d'attention et avec l'aide de ses interlocuteurs. Une autre ne sait pas qu'elle donne très souvent *th* pour *s*. Une enfant dit « thalmant » : elle n'a encore acquis ni *ch*, ni *r*; sa tante non prévenue a entendu « charmant ». Tel prononce approximativement « in contan » et sans nous douter que nous avons traduit, nous comprenons, à cause du contexte, « un can ton ».

Rien donc n'est plus fréquent que de confondre deux sons, non seulement du même groupe, deux *a*, par exemple, mais encore de groupes divers, comme *a* et *è*, *o* et *eu*, *i* et *é*, *an* et *a* + *an* ou *a* + *ng*, *gn* et *n* + *i*, *p* et *b*, *k* et *g*, même *k* et *t*, etc.

A la vérité, le nombre des sons est infini. Les limites entre les séries ne sont pas tranchées et parmi les mots classés en une seule catégorie comme contenant tous, par exemple, une même voyelle, une oreille exercée distingue bientôt de nouveaux groupes.

Comme elle reconnaît aussi la parenté de toutes ces voyelles, on a pu limiter, pour la commodité des explications techniques, le nombre des groupes de voyelles parisiennes.

Ordinairement, on en compte sept : *a*, *o*, *è*, *eu*, *i*, *u*, *ou* et l'on se contente de déterminer, dans chacun d'eux, au moyen du détroit buccal et de l'arrondissement des lèvres, deux ou trois variétés : deux dans les trois derniers groupes, trois dans les autres; on rattache à ceux-ci quatre voyelles nasales : *an*, *on*, *in*, *un*. Ces voyelles seront plus ou moins longues, plus ou moins accentuées. Une écriture phonétique doit employer un caractère spécial pour chaque variété de voyelles et des signes diacritiques pour les modifications non essentielles.

Les consonnes ont aussi des variations sensibles. Il est facile de se rendre compte que, dans cour, cage, quitte, liquide, saccage, tout court, l'explosive *k* est produite en des points différents et que ses effets acoustiques sont divers.

L'étranger garde, en étudiant le français, les sons de sa langue qui ressemblent le plus à ceux de la nôtre parce qu'au début il a cru constater une identité entre deux sons voisins. Les erreurs sont favorisées par la communauté d'un même signe alphabétique pour deux sons, par exemple : *b* espagnol et *b* français, *i* français et *i* allemand. Or les sons identiques sont très rares.

L'oreille du provincial commet, pour les mêmes causes, des erreurs de même nature, moins graves en pratique à cause de la parenté plus proche des éléments qu'il confond.

L'évolution de la prononciation, plus rapide à Paris, provoque actuellement le plus grand nombre des différences d'articulation des voyelles. Un accent dit provincial pourrait n'être que l'ancien accent parisien conservé dans une famille émigrée de Paris. Une voyelle fermée devient moyenne, une longue devient brève, une consonne palatale se mouille, et voici pour un temps un nouvel accent.

On pensera sans doute que cette transformation rapide rend très difficile la détermination d'un modèle idéal, puisque, d'une génération à l'autre, dans une même famille parisienne, le timbre des sons varie. Ce modèle en effet n'existe pas, et cela permet de dire, non pas qu'il suffit de vivre à Paris pour acquérir le pur parler parisien — les échos du Palais et ceux de la Sorbonne protesteraient — mais qu'il est inutile de chercher, surtout dans une correction qui ne disposerait que d'un temps très limité, une prononciation irréprochable. La limite des possibilités dépend encore de la forme des organes. Outre les variations individuelles, il y a des modifications générales, d'une race à l'autre.

Celui qui continue à parler sa langue ou son dialecte en même temps que le français introduira toujours quelques éléments de la prononciation maternelle dans celle qu'il voudrait acquérir. Ils sont si doux les sons du pays natal ! On dirait que les cavités où la voix résonne se sont accordées peu à peu, comme la caisse d'un violon, aux sons qu'elles avaient l'habitude de renforcer et qu'elles ne laissent bien entendre que ceux-là.

Lorsqu'on connaît les influences que dans notre langue exercent l'un sur l'autre les sons voisins, on peut imaginer quelle somme d'altérations doit subir une phrase française prononcée par un étranger dans les nombreux sons différents qu'il croit identiques et dans les sons juxtaposés, c'est-à-dire à peu près dans toutes les syllabes.

Cette influence réciproque des sons ne doit pas décourager l'étudiant. Elle agira favorablement dans les exercices de correction : un son corrigé rendra ses voisins plus approchants des sons parisiens ; l'ensemble de la prononciation, qui, au début, semble difficile à transformer, s'améliorera rapidement quand les articulations élémentaires, celles des voyelles surtout, seront acquises.

Les personnes jeunes, chez qui les habitudes ne sont pas encore trop profondément enracinées, auront plus de facilité à en acquérir de nouvelles. La souplesse des organes et surtout la finesse de l'oreille permettront le succès. Les périodes de croissance sont, vers leur terme, les plus favorables à une modification du système phonétique. Par les changements qu'ils subissent, le larynx, les organes qui lui distribuent le souffle selon la volonté et les émotions du parlant et les chambres de résonance qui suivent ou précèdent la glotte buccale doivent donner à la parole de nouveaux caractères. Si son oreille est bonne, l'élève qui sent son ancienne voix disparaître adoptera sans doute plus facilement le modèle qu'on lui propose. Quelque chose d'analogue se produit dans la réforme d'une écriture au moment où la main vient de changer de taille (1).

C'est par l'ouïe que l'élève se rend compte de l'effet acoustique à produire ; presque toujours les explications du professeur et un emploi restreint de la vue et du toucher suffiront avec l'ouïe à lui faire réaliser les sons cherchés.

Le toucher permet de s'assurer des vibrations sonores, de leur siège et de leur force, de certains déplacements de la langue que le miroir ne montre pas. Le toucher du souffle sert à la différenciation des voyelles par l'estimation de sa direction, de son étendue, de sa force, de sa chaleur. Par lui, on fera mesurer à l'étranger la dépense d'air la plus favorable à la prononciation des sons français. On fera vérifier d'ailleurs cette dépense par le compte du nombre de fois qu'un son peut être répété dans une seule expiration. Les buées nasales et buccales que la main ne sentirait pas seront projetées sur une lame froide et pourront être vues dans un miroir au moment où elles se produisent. Elles

(1) Cette autre correction comporte d'ailleurs d'autres données. Par exemple, en même temps que l'organe se modifie, on peut lui approprier l'outil et ne pas donner aux élèves de toutes tailles et aux ronds comme aux plats, la même plume et le même porte-plume avec lesquels le maître écrit le mieux.

montrent à un Méridional le retard dans le mouvement du voile du palais qui laisse ainsi entendre une voyelle orale au début de la nasale et prolonge la nasalisation sur la consonne qui suit.

Diverses spatules, les unes en lames plus ou moins larges, les autres en fils métalliques, seront utilement employées; on s'en servira pour guider la langue dans les diverses positions qu'elle doit prendre; on leur donnera des courbures variées selon les sons à enseigner.

Dans ses explications, le professeur pourra s'aider encore de modelages et de dessins schématiques (coupes et croquis d'ensemble) faits sous les yeux de l'élève et qui présenteront avec précision les positions et mouvements que la vue ne peut saisir sur les organes vocaux.

On prononcera lentement les sons dont l'articulation est visible. On commencera par ceux qu'il prononce bien et on lui en fera analyser les mouvements. Lorsqu'il se sera rendu compte que ces premiers sons dépendent des positions et mouvements des organes vocaux, il sera préparé non seulement à des observations plus difficiles, c'est-à-dire à reconnaître la différence d'articulation qui existe réellement entre des sons qu'il croyait semblables, mais aussi à accepter les descriptions que lui fera le professeur des positions et mouvements qui échapperaient d'abord à ses sens, ce qui n'est pas toujours l'objet d'une croyance immédiate. L'exercice avec *k* frappé de plus en plus en avant est assez démonstratif et intéresse l'élève très jeune, qui s'y amuse d'une gamme chromatique.

On peut avoir recours à des représentations graphiques indiquant l'époque et la durée des vibrations sonores, la force des expirations, les mouvements et la force de tension de la langue, des lèvres, voire du larynx et du voile. Cependant, elles ne suppléent pas avantageusement une ouïe affinée par les exercices : les différences de conformation individuelle exigent que l'on considère la valeur de certains enregistrements comme relative; l'état des organes a sa part d'influence. Ainsi, deux palais artificiels peuvent montrer l'inégalité des contacts réalisés dans deux éléments de même effet acoustique, et réciproquement, des traces superposables ne correspondent pas nécessairement à des sons identiques, les contacts variant suivant le volume, la forme et la pression des organes qui se rapprochent et l'effet acoustique ne dépendant pas que de ces contacts. Après examen de la bouche, on saura s'il faut attacher quelque importance aux écarts (asymétrie, différence d'étendue, etc.) constatés entre les contacts réalisés respectivement par l'élève et par le maître. L'oreille juge en dernier ressort. L'enseignement devra donc produire l'imitation de l'effet acoustique, et lorsque celle-ci deviendra pratiquement parfaite dans les diverses formes de syllabes, les variations qu'accuseraient les enregistrements seront tenues pour négligeables.

L'éducation de l'oreille commence naturellement par les différences les plus perceptibles: sons isolés, syllabes ou mots. Si, un mot étant mal dit, l'élève se corrige sans autre avertissement que l'invitation à le répéter, l'oreille est bonne et le son qui paraissait incertain est acquis; sinon on fera rechercher le défaut à l'aide du souvenir des mots bien prononcés renfermant le son que l'on désire fixer. Et le mot à corriger sera articulé non seulement isolément, mais encore dans des phrases.

Les différences de conformation individuelle, l'ignorance relative de l'action des cordes vocales et des modifications de la cavité qui les sépare de la glotte buccale rendant insuffisante l'imitation des positions et mouvements visibles ou graphiquement représentés, nous n'insisterons jamais assez sur cette éducation de l'oreille, nécessaire aux personnes les moins sourdes pour percevoir exactement les sons de la parole qu'elles n'ont pas eu l'habitude d'entendre et pour s'assurer qu'elles les reproduisent fidèlement. On notera que nous n'entendons pas tous de la même façon et que nos deux oreilles n'entendent pas toujours l'une comme l'autre; l'effet acoustique peut se compliquer par ce fait qu'une oreille n'entendrait, dans la série continue des sons, que des groupes déterminés, des îlots séparés par des intervalles pour lesquels elle est sourde. Ainsi, ce qui apparaît très différent au professeur peut être confondu par l'élève.

Si celui-ci n'a qu'une légère hypoacousie, il renforcera sa perception aérienne en plaçant ses mains en porte-voix et même en employant au début un appareil; des exercices d'audition bien ordonnés, faits sur divers tons de voix et à des distances diverses, le mettront en état de tirer tout le profit possible de l'ouïe qui lui reste; il différenciera mieux les consonnes sonores des muettes par la seule transmission cranienne, c'est-à-dire en empêchant, par la fermeture du conduit auditif externe, que des sons extérieurs s'ajoutent au bruit laryngien. Dans tous les cas, à la suite des corrections successives faites dans de très nombreux exercices d'audition, il s'établira une moyenne d'impressions traduisant suffisamment celle que des oreilles normales ressentent lors des mêmes ondes sonores.

On fera vérifier que les consonnes finales s'entendent moins bien : saucisse, tapote, dorade, pipe, tarare, minime, et que la nasalisation des voyelles s'affaiblit dans les tons élevés. Les voyelles seront d'abord données isolément et prolongées pour qu'on en puisse saisir le caractère principal, ensuite dans des mots où l'altération de leur début et de leur fin et l'effet de l'accentuation seront constatés par des exercices de la forme : *bébé*, *é*, ***é***, où le mot est articulé d'une façon naturelle avec seulement un léger ralentissement qui aide à en détacher pour ainsi dire les voyelles, à les isoler pour les mieux étudier. On comparera les deux ou trois voyelles de même signe orthographique : l'ouverte, la moyenne, la fermée. Et, une fois connues les nuances d'un même son, on fera entendre à l'élève, dans de nombreux exemples, l'influence, dans un accent, de leur quantité et de leur timbre, les différences dans la clarté de l'émission de certaines voyelles parisiennes et des voyelles étrangères correspondantes et les confusions qui peuvent en résulter, même entre des voyelles de signes différents, comme *é* fermé et certains *i*.

L'enseignement peut être collectif, mais il y faudra le plus souvent un complément de leçons individuelles appropriées aux aptitudes du sujet à l'état de ses organes à sa dentition, à ses anciennes habitudes de prononciation.

L'un a le sens musculaire très délicat, il a comme l'intuition du travail utile : on n'insistera pas longtemps sur les positions et mouvements, mais il sera nécessaire de lui donner au plus tôt l'habitude d'une vérification auditive très exacte ; l'autre réclame au contraire des explications plus nombreuses qu'on ne saurait les lui fournir, il semble ne pouvoir être sûr de ses effets qu'après avoir analysé tous ses mouvements; un troisième essaie en hésitant, au hasard, dirait-on, et peu à peu choisit et précise ses efforts musculaires.

Avec ceux dont certains organes vocaux seraient faibles, on fera une gymnastique spéciale. Le cas n'est pas rare de lèvres molles, à pression insuffisante, entre lesquelles le *b* ressemble à un *v* et le *v* à un *u* consonne. Aussi fréquent est celui d'une langue mal innervée dont les mouvements sont incertains, dont la pointe se relève difficilement. A la gymnastique élémentaire (tenue des positions, mouvements rythmés) on joindra des exercices sur des voyelles nettement détachées (*ou-a-i*, *i-ou*, *a-i*, *i-a*, etc.) et aussi sur des syllabes directes et inverses dont les consonnes seront *t*, *l*, *s*. Pour intéresser l'élève et l'assurer du gain d'énergie des muscles de sa langue ou de ses lèvres, on peut lui construire un dynamomètre très sensible. Le bâillement amène constamment chez l'un l'abaissement du voile du palais; chez l'autre, il laisse le passage libre aux voyelles orales.

L'art du professeur consistera à profiter de toutes les circonstances favorables possibles.

Une étude attentive de l'articulation française et de la lecture expressive a corrigé par surcroît, chez un de nos élèves, un léger bégaiement qui s'était manifesté dans sa langue maternelle. La voix peut être affectée d'autres défauts qu'il y aura lieu de corriger, afin que l'étude de la prononciation parisienne donne les meilleurs résultats. Ainsi le climat de certaines régions cause fréquemment une voix gutturale, que les indigènes disent normale; l'enseignement des voyelles offrira l'occasion de l'améliorer.

Les corrections à faire ne varient donc pas seulement avec les dialectes, mais avec les élèves, et les défauts purement individuels peuvent être plus nombreux ou plus sérieux que ceux qui sont la conséquence directe du système phonétique de la langue maternelle. Aussi mettra-t-on l'élève en garde contre les règles générales. La connaissance des principales phonétiques sera utile au professeur qui, à la suite des premiers exercices, pourra faire la part de l'influence de la langue maternelle dans l'articulation des sons que l'élève essaie d'acquérir et par conséquent formuler aussitôt des règles spéciales à celui-ci afin de réduire au minimum le travail d'adaptation.

Des déformations, dont les effets se combinent à ceux de l'accent provincial, sont parfois une manifestation du tempérament, celles des labiales surtout qui participent aux jeux de physionomie du parlant. La souriante ironie d'un jeune psychiâtre qui avait pris l'habitude de persuader ses clients d'une force qu'ils ignoraient avoir, d'encourager en dépréciant les difficultés, en les rendant indifférentes, lui faisait prononcer les *f* avec une moue dédaigneuse, les commissures trop rapprochées ou la lèvre inférieure à peine retirée; sous l'influence de ce même dédain, le *b* un peu bridé se rapprochait du *p*, le *ch* d'une explosive, le *t* se mouillait légèrement et même la langue s'élevait pour l'*s* comme chez certains provinciaux avec lesquels pourtant il n'a point vécu. Chez un étudiant qui s'amusait trop fréquemment à feindre l'indignation, la parole ordinaire avait été modifiée d'une autre manière: le souffle était exagéré, les phrases hachées, les accents déplacés, multipliés, les consonnes muettes légèrement sonores par la hâte du parleur à faire résonner haut la voyelle, et l'*r* de « trembler » rappelait des bruits d'orage : « la languette trrromblait », mais sa diction attentive ne portait guère trace de cette fantaisie.

Comme les étrangers, les provinciaux déplacent l'accent tonique, amuissent les sonores, prononcent des sons inconnus des Parisiens. D'un ancien parlementaire : « Oui, ch'sais bien, on mé ll'a dit. Mais en attENdant (accent tonique sur *en*) les (*s* = *th* doux) autres! » Les appareils de phonétique expérimentale peuvent révéler chez eux une évolution en cours et leur montrer la nécessité de réagir contre des effets dont l'oreille saisit à peine leur ensemble sans en pouvoir apprécier les détails. Lorsqu'il s'agit de ces nuances subtiles, la vue des transcriptions mécaniques ajoute son effet persuasif à la parole du maître et décide l'élève sceptique ou nonchalant à supprimer, par un plus grand effort d'attention, les causes de ces défauts d'articulation.

Toute modification à produire, tout son nouveau seront l'objet d'exercices assez nombreux pour que, de réfléchie, leur exécution parfaite en devienne inconsciente. Ils seront employés dans les plus usuelles des syllabes qu'ils servent à former en parisien. Les variations de positions et de mouvements, de pression et de direction du souffle, de tension des muscles que provoquent les voyelles ou consonnes voisines seront observées. Par exemple, un Allemand différenciera le *j* de « rougeaud » et celui de « rigide » et exercera cette consonne dans le groupe *jv*, *jvj*, *vj*, *vjv* (1).

(1) *v* représente une voyelle quelconque ou une diphtongue.
j représente un *j* isolé ou accompagné d'une autre consonne qui le précède ou le suit.

Comme nous l'avons dit, les sons seront prononcés à diverses hauteurs ; il arrive parfois que c'est au moment où le son est chuché que le provincial en saisit la caractéristique ; sans doute cette différenciation a été préparée par les auditions précédentes, mais ce fait n'en a pas moins son importance et demande à être mis en expérience. On n'oubliera pas non plus que certaines personnes réussissent parfois à donner telle ou telle voyelle pure plus tôt dans une combinaison syllabique qu'isolément.

Pour exercer un son, une syllabe, il sera commode de grouper des mots de même préfixe ou de même suffixe, ceux d'une même famille, ceux qui riment entre eux, des nombres, des formes de conjugaison.

Peu de sons à la fois et pour chacun des exercices courts, mais fréquents et dans lesquels il apportera la plus grande attention et le plus grand soin sera la grande règle de travail de l'élève.

Il n'y a guère à craindre l'exagération dans les mouvements que l'on fait exécuter aux organes de la parole. Elle peut même être utile si l'une des tensions musculaires n'atteignait pas le minimum nécessaire à la précision de l'articulation dans la phrase. Le maître est là d'ailleurs pour veiller à ce que l'élève diminue les efforts exagérés, si celui-ci ne les réduisait pas lui-même comme il arrive ordinairement.

La loi du moindre effort s'appliquant à l'ensemble du discours comme à chaque syllabe, il sera préférable d'étudier d'abord la prononciation en usage dans le discours soutenu ; la conversation ordinaire, avec ses abréviations et ses altérations, ne viendra qu'ensuite. L'étranger se gardera d'abuser des déformations qu'on y pratique, mais il arrivera à les comprendre sans hésitation. Dois-je dire : « Pauf' tite femme » ? me demandait un Tchèque qui venait de l'entendre en autobus — Plus tard. Il ignorait encore trop le français pour risquer de telles abréviations et s'il avait d'ailleurs compris celle-là, que l'écriture indique mal, c'est qu'il entendait journellement son chef dire à l'employé voisin : « Pauvre garçon ! Pau're ami ! »

La prononciation à proposer comme modèle aux étrangers se trouverait d'ailleurs plutôt dans les exercices de diction que dans la parole familière. En variant les morceaux choisis, on l'exercera à l'emploi de différents degrés d'intensité, de rapidité, de netteté, on lui fera exprimer par des timbres différents des émotions diverses; on l'habituera par des corrections répétées à placer convenablement l'accent tonique et à subordonner l'effet de cet accent à celui d'un accent emphatique tombant sur une autre syllabe, on lui fera remarquer l'influence, sur la durée ou la tension d'un son, de la longueur d'un mot, de celle d'un membre de phrase émis dans une seule expiration. L'audition des vers est des plus utiles à l'étranger pour l'entraîner à suivre la ligne musicale du discours français.

Lorsqu'on en sera à l'étude comparative des divers accents, le groupement des phrases formées sur des mots de la même famille aura cet avantage de montrer à l'étranger l'accentuation diverse d'une même syllabe et de faire perdre à certains provinciaux l'habitude de placer uniformément sur un mot primitif d'emploi fréquent l'accent de ses dérivés.

A ce même moment de la correction, l'on prendra comme sujets d'exercices les formes expositive, négative et interrogative d'une même phrase, des séries de phrases identiques ou analogues mais où l'intention varie, des reproductions très animées dont les scènes vécues fourniront le modèle autant que la littérature dramatique ou les manuels de conversation. Comme il est rare que l'étranger possède complètement notre langue, ces derniers lui rendront un double service et il trouvera fréquemment au dehors l'occasion d'en employer les formules ou de les saisir au passage; la certitude d'une application fréquente ne peut qu'augmenter son attention et hâter ses progrès dans l'acquisition du rythme et de la mélodie plus spécialement parisiens.

Le phonographe permet de comparer par des auditions successives des périodes aussi courtes qu'on le désire de sa propre voix et de celle du professeur. S'il reproduit mal certaines articulations, il donne exactement la ligne musicale du discours. Les sons élémentaires acquis, il deviendra un sérieux auxiliaire dans l'étude du débit. L'Anglais s'entendra rappeler à chaque fin de phrase qu'il laisse trop tomber la voix; l'Italien, le Méridional, que leur débit reste trop saccadé, qu'ils émettent la consonne à quelques tons de la voyelle ; presque tous, qu'ils n'ont pas encore, comme le Parisien, l'art de lier les sons pour marquer sans effort et très nettement les nuances les plus délicates du sentiment aussi bien que l'énergie de la volonté.

Un tableau raisonné des sons sera établi au cours des corrections successives. Il se complétera peu à peu. On y adjoindra quelques textes courts renfermant tous les sons parisiens avec les plus fréquentes des modifications imposées par les sons voisins. Et c'est à ce tableau et à ces textes modèles que l'étudiant se reportera lorsqu'il travaillera seul sur des morceaux que le professeur lui aura transcrits dans une écriture phonétique la moins imparfaite possible.

Nous allons indiquer à l'aide de quelques exemples le genre des observations de détail à communiquer au plus grand nombre des élèves qui ne les feraient pas spontanément.

Une mauvaise prononciation des dentales dépend d'un recul de la langue (dentales anglaises), de son avancement trop grand ou de l'aplatissement de sa pointe (mouillure). Cela est d'ailleurs facile à constater. Pour corriger ces consonnes, on fait des exercices de position sans donner de son avec aucune d'elles, on recommence en faisant vibrer les sonores, on chuchote des syllabes qu'ensuite on prononcera à haute voix. Ce groupe se lie d'abord aux voyelles fermées et leur acquisition facilite l'amélioration des voyelles dont le détroit était trop reculé.

En général l'*r* demande beaucoup d'exercices, aussi bien pour établir dans les muscles de la langue le point d'appui nécessaire à la pointe soulevée si l'on prononce l'*r* du Conservatoire que pour maintenir le détroit le plus favorable pendant la vibration de la luette dans l'*r* uvulaire. Si l'élève a un *r* lingual agréable, il fera mieux de l'employer que de le remplacer par un grasseyement mal réussi qui reste ridicule. Une Allemande du nord avait un *r* maternel ressemblant à celui des Anglais et un *r* lingual parfait. Elle croyait le premier presque identique à l'*r* parisien et l'employait en français, mais lorsque son oreille mieux exercée eut perçu toute la différence, elle s'empressa de le remplacer par l'*r* lingual, qu'elle articulait aussi bien qu'une élève de la rue de Madrid. Pour un Anglais, avancer la langue en prononçant *r* constituera la moitié de la correction. Un Tchèque devra supprimer et l'attaque laryngale et l'élévation du son qui font jouer à son *r* le rôle d'une voyelle. Et pour *r* comme pour d'autres sons (*b*, *gn*, par ex.) on ne s'arrêtera pas à des intermédiaires, on s'attaquera directement à la difficulté, on ne donnera pas à un Londonien « tedenere » pour « re » ni à un Viennois « nia » pour « gna », ni « mbo » pour « bo » à un Strasbourgeois.

Un défaut très fréquent, c'est de prononcer l'*s* avec la langue soulevée. Nous considérons cette position comme défectueuse parce qu'elle favorise, surtout quand la voûte palatine est aplatie, l'altération de la consonne qui se rapproche tantôt du *ci* roumain, tantôt du *sci* italien, tantôt de *si* allemand ou français. Le toucher et aussi le chuchotement permettent de se rendre facilement compte du passage de l'*s* pure à quelqu'une de ses déformations.

L'Italien évitera de redoubler dans les mots français à peu près identiques les consonnes qu'il redouble dans sa langue, l'Espagnol abandonnera le double *rr* et la durée des consonnes françaises donnera lieu à quelques remarques générales — suivies d'exceptions.

La mouillure des consonnes formées contre la voûte palatine est fréquente dans certaines prononciations populaires ou provinciales (le tien, le gardien, le panier, le quai, l'escalier, le lien, rien) ; la pointe de la langue ne se relève pas et les muscles y restent peu tendus. La visibilité des positions et mouvements est assez grande pour que la correction à faire soit vite comprise.

Nous avons rappelé l'influence des sons les uns sur les autres. De même que, dans « ada », le *d* sera, pour celui qui le faisait trop sourd, plus facile à prononcer que dans « da », de même, dans « afdi », il ne laissera guère entendre que « afti ».

Cette assimilation est un phénomène général, mais il faudra prévenir l'élève de ses limites très étroites pour certaines articulations : on n'a pas à chercher l'assimilation ; elle se fait d'elle-même quand la parole est devenue plus rapide, plus coulante. Qu'on se garde bien de croire en simpliste que l' *l* de clé dévient muet ou que le *c* en devient sonore, qu'on dit exactement : Traité t' chimie ou traité d' jimie, que l' *r* de âpre diffère essentiellement de celui de sabre. L'étudiant n'a qu'à imiter, sans réclamer pour guides des règles de moindre effort, d'évolution, de rythme et d'euphonie imparfaitement connues, et dont il serait bien difficile de montrer la part d'influence dans chaque cas particulier. Dans le cas des consonnes doubles, en général la première se fond dans la seconde, mais il y a des exceptions dues à l'effet désagréable ou à l'équivoque qui en résulterait, à la rareté de l'emploi du groupe de consonnes ou du mot considéré, à la plus grande facilité d'assimiler la seconde à la première ou même de conserver à chacune d'elles son caractère propre assez longtemps pour que l'oreille ne connaisse que difficilement l'assimilation partielle (1).

Nous ne pouvons rapporter ici les règles de la prononciation auxquelles de gros volumes ont été consacrés. Inutile à un professeur, un résumé en pourra facilement être procuré à un élève. C'est surtout par l'usage que s'acquerra la bonne prononciation. Un Brésilien me demandait : « Pourquoi dois-je prononcer : Traité t'chimie et Dictionnaire de chimie ? » A l'occasion de tels exemples, on fera saisir les lois euphoniques du parler de notre pays. Supprimer trop d'*e* muets à la file, c'est créer une série de consonnes juxtaposées pour laquelle l'oreille française restera sourde ; supprimer régulièrement un *e* muet sur deux, c'est risquer de réduire à *l*, à *j*, à *s*, même à la muette brève *t*, la syllabe sur laquelle la logique demande d'insister et cela répugne également à l'oreille française.

On fera remarquer la douceur de nos consonnes sonores. Et l'on mettra en garde l'étranger contre cette erreur qu'en augmentant la tension musculaire il augmenterait la sonorité : l'effort exagéré assourdit au contraire la vibration. L'on avertira que les cordes vocales sont tendues au moment où le souffle les rencontre; la consonne vibre donc dès l'attaque.

Avec les demi-consonnes, il est plus particulièrement nécessaire, pour arriver à les rendre avec toute la délicatesse qu'elles exigent, de faire les exercices aux diverses notes de la tessiture. Des provinciaux, des étrangers confondent *u* et *ou* consonnes, non seulement entre eux, mais avec *v* : « lui » est prononcé « loui » et « lvi », [illegible]u'i remplace *é*, c'est dans la diphtongue qu'il résiste le plus lon[illegible]ps.

Que l'élève ne croie pas qu'il suffise de dire successivement *ou* et *a* pour bien prononcer *oi* ! Qu'il entende bien « première » et non « premi-ère » ! Un jeune Anglais n'ayant pas encore quitté le

(1) Notons que certains textes en écriture phonétique marquent comme achevée une évolution en cours qui sera peut-être arrêtée, annulée par une régression.

West-End nous répondait « ou-i », les voyelles étaient déjà françaises; le mot, pas encore. Ce ne sont pas seulement les étrangers qui auront besoin de ces exercices sur les diphtongues, mais maints provinciaux.

L'attaque des voyelles sera nette mais douce, et l'on supprimera, là où il se rencontrerait, l'un ou l'autre des coups de glotte allemands que nous n'utilisons que rarement et comme effet oratoire. La tenue en sera prolongée au début, surtout avec les élèves ayant cette habitude, fréquente chez les Anglais, de diphtonguer nos voyelles simples. L'attaque trop brusque risque de causer un déplacement de la langue. Le miroir leur montrera certains des mouvements à supprimer, mais l'oreille leur aura fait distinguer d'abord les deux ou trois sons successifs qui constituent leur voyelle. Ils auront reconnu que, dans l'*é* qu'ils émettaient se trouvait un *y* et qu'en stabilisant la position, il ne leur faut pas supprimer ce qui constitue proprement l'*é*, mais bien ce qui est *y*.

Pour que l'oreille puisse juger de l'effet de la cavité de résonance située en arrière du détroit buccal et modifiée par la tension des joues, du voile et des parois du pharynx, il faut d'abord assurer la position moyenne prise par les organes visibles ou palpables. Ainsi un Bisontin dut un peu reculer la langue pour prononcer l'*à* parisien et il y gagna en même temps une exactitude plus grande des sons de transition qui viennent relier cet *à* aux articulations juxtaposées.

Après la série de leçons régulières nécessaire pour la correction d'un accent, il sera toujours utile à l'élève de revoir de temps en temps son professeur. Celui-ci se rendra compte de l'évolution de chacun des sons qu'il a fait acquérir. Quelle a été sur ce son l'influence d'une maladie, de longues fatigues, d'un séjour en province? Régresse-t-il vers celui qu'il a remplacé ou a-t-il, au contraire, accentué les caractères qui l'en avaient différencié? Le professeur, en s'assurant que l'oreille de son élève a conservé sa finesse à l'égard des sons parisiens, lui donnera les indications utiles pour la conservation ou le perfectionnement de la prononciation acquise.

Les Muets de la Guerre.

PAR

MM. CORNEVIN ET DUPONT

Professeurs à l'Institution nationale des Sourd-Muets de Paris.

Nous croyons faire œuvre utile en indiquant dans quelles conditions et dans quelle mesure ont été améliorés ou guéris quelques-uns des soldats, muets de la guerre, qui ont suivi nos cours d'orthophonie au centre de rééducation de l'Institution nationale des Sourds-Muets de Paris en 1917 et 1918.

A cet effet, les cinq observations que nous relatons nous semblent caractéristiques.

Il s'agit ici de blessés ayant fait de longs stages dans les hôpitaux et dans les centres de rééducation, blessés dont l'amélioration parfois insignifiante, dont la guérison parfois complète, a mis plus d'un an à se produire.

Trois de nos soldats peuvent être considérés comme guéris de leur mutisme.

L'un d'eux a récupéré la parole sans récupérer l'audition ; un autre a retrouvé l'ouïe sans que sa parole en ait été améliorée.

Un troisième, ancien bègue devenu muet, qui paraissait guéri et de son mutisme et de son bégaiement, nous a écrit, de retour aux armées, qu'il venait de voir reparaître quelques-uns de ses troubles de la parole ; on sait combien sont fréquentes les rechutes du bégaiement !

Les conclusions que nous avons cru devoir tirer de nos deux dernières observations sont dignes d'attirer plus spécialement l'attention.

I. ***Mutisme guéri***. — Dans un cas, la faculté de parler fut totalement abolie et la mémoire complètement perdue. Le diagnostic médical portait : surdité psychique.

Au bout d'un an, l'usage de la parole et la mémoire revinrent peu à peu; mais, en mars 1918, apparurent de nouveau des troubles graves de la parole, troubles probablement consécutifs aux mauvais traitements que le malade eut à subir dans un camp de représailles où il avait été envoyé.

Complètement muet depuis cette époque, il fut réduit à communiquer uniquement par l'écriture et la mimique.

Admis au cours de rééducation orthophonique de l'Institution nationale le 13 décembre 1918, il commença bientôt à récupérer quelques articulations, mais sans pouvoir encore articuler aucune consonne explosive.

Peu à peu, les contractions des lèvres, de la langue et du larynx disparurent et la parole est devenus intelligible, plus aisée et presque courante.

En résumé, les résultats obtenus furent si satisfaisants qu'il put quitter le cours à la fin de février 1919.

Fait digne de remarque : les vives émotions éprouvées au moment de la mort de son frère accélérèrent le cours de son amélioration et hâtèrent sa guérison.

II. ***Perte totale des voyelles*** (***aphonie***). — Chez un blessé enseveli sous un éboulement le 18 août 1915, lorsqu'on le retira, l'usage de l'ouïe et de la parole était perdu.

Sa surdité guérit spontanément au bout de 3 mois, mais il reste aphone.

L'impotence fontionnelle des cordes vocales est telle, trois ans après (1917), qu'il ne peut émettre ni son, ni murmure laryngien.

L'absence de toute voyelle et de toute consonne sonore rend sa parole inintelligible, bien qu'il produise assez correctement les mouvements et les souffles des consonnes muettes.

C'est à peine s'il arrive parfois à se faire comprendre, en proférant quelques courtes phrases chuchotées.

Au bout de 6 mois, on ne constate guère d'amélioration, au point de vue tout au moins de la phonation.

III. ***Perte totale des consonnes***. — Chez un blessé enseveli à Verdun, sorti du trou, muet, mais non sourd, l'usage de la voix a été retrouvé, mais non l'articulation. Il a encore des voyelles, il n'a plus de consonnes.

Les troubles de la parole sont caractérisés chez lui par :

1° la disparition des explosives en général et de toutes les consonnes ;

2° des défauts de respiration et de coordination ;

3° une impotence fonctionnelle des lèvres et de la langue qui ne lui permettent pas d'articuler les consonnes.

Le muscle orbiculaire des lèvres et ceux de la pointe de la langue paraissent incapables de contraction.

M. L... est très impressionnable, très émotif, partant très inégal.

Cependant il a fait quelques progrès pour l'articulation des voyelles, il réussit à ébaucher quelques consonnes sifflantes ; mais, en général, il n'arrive guère à se faire comprendre.

IV. ***Mutisme guéri.*** — Un blessé grièvement avait perdu l'usage de l'ouïe et de la parole. Au bout de quelques mois, celle-ci est partiellement revenue, mais accompagnée de troubles si profonds, que le blessé en est réduit, pendant plus d'un an, à communiquer uniquement par l'écriture.

Un bégaiement intense, accompagné de contractions et de crispations violentes, ne lui permettait pas de proférer la moindre proposition d'une manière intelligible.

L'amélioration fut peu sensible au cours du 4e trimestre (1916). Elle fut au contraire très marquée au début de 1917. Le bégaiement diminuait progressivement ; les troubles respiratoires tendaient à disparaître. La prononciation devenait chaque jour plus intelligible et se rapprochait de la parole normale. Le blessé demeuré complètement sourd, suivait le cours de lecture sur les lèvres, en même temps que celui d'orthophonie, au centre de rééducation de l'Institution nationale des Sourds-Muets. Et comme il était arrivé à lire remarquablement sur les lèvres, il n'était plus obligé de recourir à l'écriture pour la communication.

L'amélioration s'est surtout fait sentir du jour où, ayant eu la bonne fortune de trouver une occupation lucrative et conforme à ses goûts artistiques, il eut la grande joie de pouvoir assurer honorablement l'existence de sa jeune femme et de son enfant.

Mais s'il est guéri de son mutisme, il reste affligé de la même surdité.

V. ***Mutisme et bégaiement.*** — Deux ans avant la guerre, un étudiant atteint de bégaiement fut guéri par le professeur Pouillot, de l'Institution Nationale des Sourds-Muets de Paris.

Dès son internement au camp de Guben (Allemagne) ont apparu des troubles graves de la parole, troubles probablement occasionnés par les coups de crosse qu'il a reçus sur la tête au moment où il fut fait prisonnier.

Au début de 1916, la perte de la parole n'était qu'intermittente.

A la fin de la même année, la faculté de parler était totalement abolie.

Muet pendant une année entière, il fut réduit à communiquer uniquement par l'écriture et la mimique de novembre 1916 à novembre 1917.

Entré au cours de rééducation orthophonique au mois de septembre 1917, il a commencé à récupérer quelques articulations en novembre, mais sans pouvoir jusque-là articuler les consonnes explosives.

En décembre, les contractions de la face ont disparu et la communication s'établit par monosyllabes,

En janvier 1918, l'articulation de presque tous les sons isolés est assurée, la parole devient plus intelligible, bien qu'elle demeure lente, scandée et monosyllabique.

Les résultats furent, au début, peu encourageants, et les premiers progrès, d'une lenteur désespérante, ne se firent sentir qu'après plusieurs mois d'exercices orthophoniques. Ceci dit pour ceux qui seraient tentés d'abandonner trop tôt tout espoir de guérison ou d'amélioration.

Enfin nous ne croyons pas sortir du domaine des hypothèses permises en attribuant ces résultats à des causes d'ordres divers :

1° *Cause anatomique.* — Probabilité des modifications favorables des lésions qui ont pu affecter les centres moteurs de l'articulation.

2° *Cause physiologique.* — Changement heureux survenu dans la santé physique et morale de nos deux « mutilés de la parole » par la vie de famille dont il leur a été permis de jouir chez leurs parents au cours de la période de rééducation,

3° *Causes morales.* — Influence personnelle des maîtres ; conseils et suggestions de nature à faire naître la confiance et à réveiller la volonté.

4° *Causes d'ordre pédagogique.* — Exercices orthophoniques.

Méthode et procédés.

Bien que l intérêt de nos observations réside surtout dans les faits que nous avons notés et dans les résultats que nous avons constatés, nous ne croyons pas devoir terminer cette étude sans donner quelques brèves indications sur la méthode que nous avons mise en œuvre au cours de nos leçons.

En présence des difficultés provenant des troubles divers de la parole, avec lesquels nous nous sommes trouvés aux prises, nous avons fait appel aux connaissances que possèdent tous ceux qui font profession de redresser les vices de la parole et de rendre ou de donner la parole aux sourds-muets.

Qu'il s'agisse de moyens préparatoires ou d'exercices de respiration, qu'il s'agisse de l'étude des sons, des syllabes des mots ou des phrases, nous n'avons rien ajouté aux procédés exposés dans les manuels d'articulation et dans les livres qui traitent du bégaiement.

Exercices de respiration. — Les exercices de respiration, tels qu'on les trouve décrits dans les traités d'orthophonie et dans les livres de physiologie, d'hygiène ou de médecine, ont été employés avec tous les élèves du cours d'orthophonie, tantôt sous forme d'exercices individuels, tantôt sous forme d'exercices collectifs ; mais c'est surtout avec les sujets affligés de bégaiement que ces exercices ont pris une part prépondérante, et ont dû être répétés sans cesse et prolongés jusqu'à la fin du cours.

Exercices de la période préparatoire. — Avec les sujets atteints d'aphonie, les exercices de la période préparatoire qui font jouer les muscles de la mâchoire, de la langue, des lèvres, du larynx, étaient tout indiqués, puisqu'il s'agissait de mettre en jeu, par une gymnastique appropriée, des organes qui sont les agents les plus actifs de la phonation.

Articulation des sons. — Avec les sujets ayant perdu, en tout ou en partie, les voyelles ou les consonnes, il fallut recourir aux exercices classiques de l'articulation, à l'usage du toucher, du miroir, etc... Cette étude du son, relativement facile avec des élèves sourds-muets, présente de sérieuses difficultés en présence de sujets normaux, nullement habitués à isoler les sons de la langue, et n'ayant jamais envisagé isolément les *phonèmes* dont se composent les mots usités par eux.

Lecture à haute voix. — Conversation. — La lecture à haute voix, la conversation permettaient d'entraîner ceux qui avaient conservé des restes de parole et ceux qui étaient en train de récupérer la faculté de parler.

Lecture sur les lèvres et écriture. — La lecture sur les lèvres et l'écriture servaient de moyens de communication avec ceux dont la surdité était plus ou moins complète ; et nous nous en servions comme d'un stimulant pour réveiller chez eux le souvenir de sensations anciennes et le désir de parler.

Suggestions. — Enfin, lorsqu'il s'est agi de faire intervenir des facteurs d'ordre moral, nous nous sommes efforcés de gagner la confiance de nos élèves. Nous nous sommes intéressés au récit de leurs joies et de leurs peines ; nous avons acquis sur eux assez d'autorité morale pour faire renaître leur confiance en eux-mêmes, pour réveiller leur volonté.

TABLE DES MATIÈRES

Poitiers. — Imp. Marc Texier, 7, rue Victor-Hugo.

www.ingramcontent.com/pod-product-compliance
Ingram Content Group UK Ltd.
Pitfield, Milton Keynes, MK11 3LW, UK
UKHW020954230726
13923UKWH00007B/383